Sunil Shingade
Mitali Naik

Análogos de Piridina como Agentes Anticancerígenos

Sunil Shingade
Mitali Naik

Análogos de Piridina como Agentes Anticancerígenos

ScienciaScripts

Imprint

Any brand names and product names mentioned in this book are subject to trademark, brand or patent protection and are trademarks or registered trademarks of their respective holders. The use of brand names, product names, common names, trade names, product descriptions etc. even without a particular marking in this work is in no way to be construed to mean that such names may be regarded as unrestricted in respect of trademark and brand protection legislation and could thus be used by anyone.

Cover image: www.ingimage.com

This book is a translation from the original published under ISBN 978-3-659-29272-9.

Publisher:
Sciencia Scripts
is a trademark of
Dodo Books Indian Ocean Ltd. and OmniScriptum S.R.L publishing group

120 High Road, East Finchley, London, N2 9ED, United Kingdom
Str. Armeneasca 28/1, office 1, Chisinau MD-2012, Republic of Moldova, Europe
Printed at: see last page
ISBN: 978-620-8-01459-9

ÍNDICE DE CONTEÚDOS:

LISTA DE ABREVIATURAS

% - Percentage

mg – Milligram

g – Gram

mL – Millilitre

mmol- Millimoles

ppm- parts per million

mg/mL – Milligram per Millilitre

M- Mole

mg/mL- milligrams per millilitre

µM- micromole

^{0}C - Degree Centigrade

h – Hour

min – Minutes

w/v – Weight by Volume

M.W- Molecular weight

M.P. - Melting Point

FT-IR - Fourier Transform Infrared Radiation

NMR- Nuclear magnetic resonance

$CDCl_3$- Deuterated Chloroform

$DMSOd_6$- Deuterated Dimethyl Sulphoxide

MS- Mass spectroscopy

UV – Ultraviolet Visible

TLC- Thin Layer Chromatography

HCl – Hydrochloric acid

KBr – Potassium Bromide

DCM- Dichloromethane

K2CO3- Potassium carbonate

MTT- 3-(4,5-dimethylthiazol-2-yl)-2,5-diphenyltetrazolium bromide

OD- optical density

IC50- half maximal inhibitory concentration

FCS- fecal calf serum

MDA-MB- Breast cancer cell line

MCF-7- Breast cancer cell line

HEPG2- Human liver cancer cell line

HCT-116- Human colon cancer cell line

PC-3-Human prostate cancer cell line

HT29-Human colorectal adenocarcinoma cell line

A549-Lung cancer cell line

DU-145- Prostate cancer cell line

MDAMB-231- Breast cancer cell line

PAN C-1- pancreatic cancer cell line

HCT-15- colon cancer cell line

K562- Human erythromyeloblastoid leukaemia cell line

SaOS2- Human osteosarcoma cell line

MDA-MB-468- Breast cancer cell line

Hela- human cervical carcinoma cell line

NIH3T3- Fibroblast cell line

DDP- Cisplatin

CAPÍTULO 1

1. INTRODUÇÃO

1.1 CÂNCER:

O cancro é uma doença que ocorre quando alterações num grupo de células normais do corpo levam a um crescimento descontrolado, causando um nódulo chamado tumor; isto aplica-se a todos os cancros, exceto à leucemia (cancro do sangue). Se não forem tratados, os tumores podem crescer e espalhar-se para o tecido normal circundante ou para outras partes do corpo através da corrente sanguínea e dos sistemas linfáticos, podendo afetar os sistemas digestivo, nervoso e circulatório[1] .

Os tumores podem ser de dois tipos: tumores benignos e tumores malignos. - **Os tumores benignos são** aqueles que não são cancerosos e raramente ameaçam a vida. Tendem a crescer muito lentamente, não se espalham para outras partes do corpo e são normalmente constituídos por células muito semelhantes às células normais / saudáveis[2].

Os tumores malignos são diferentes dos tumores benignos, pois são tumores de crescimento mais rápido e têm a capacidade de se espalhar e destruir os tecidos vizinhos. As células dos tumores malignos têm a capacidade de se separar do tumor principal (primário) e de se espalhar para outras partes do corpo, sendo este processo conhecido como metástases. Ao invadir o tecido saudável no novo local, continuam a dividir-se e a crescer. Estes locais secundários são conhecidos como metástases e a doença é designada por cancro metastático.

1.2 CLASSIFICAÇÃO DO CANCRO:

O cancro pode ser classificado de acordo com as seguintes categorias[3] :

• **Carcinoma** - Um cancro que surge a partir das células epiteliais (o revestimento das células que ajuda a proteger ou a envolver os órgãos). Os carcinomas podem invadir os tecidos e órgãos circundantes e metastizar para os gânglios linfáticos e outras áreas do corpo. As formas mais comuns de cancro deste grupo são o cancro da mama, da próstata, do pulmão e do cólon

• **Sarcoma** - Um tipo de tumor maligno do osso ou dos tecidos moles (gordura, músculo, vasos sanguíneos, nervos e outros tecidos conjuntivos que suportam e rodeiam os órgãos). As formas mais comuns de sarcoma são o leiomiossarcoma, o lipossarcoma e o osteossarcoma

• **Linfoma** - O linfoma é um cancro do sistema linfático, que percorre todo o corpo e pode, portanto, ocorrer em qualquer lugar. As duas formas principais são o linfoma **não Hodgkin (que** começa com o crescimento descontrolado dos glóbulos brancos - linfócitos - do sistema imunitário) e o linfoma **de Hodgkin** (em que as células dos gânglios linfáticos se tornam cancerosas)

• **Leucemia** - A leucemia é um cancro dos glóbulos brancos e da medula óssea, o tecido que forma as células sanguíneas. Existem vários subtipos; os mais comuns são a leucemia linfocítica e a leucemia linfocítica crónica

1.3 CANCRO DA MAMA:

O cancro da mama é um tipo de cancro que se desenvolve a partir das células da mama. Normalmente, o cancro da mama começa no revestimento interno dos canais de leite ou nos lóbulos que os abastecem de leite. O cancro da mama começa quando as células da mama começam a crescer de forma descontrolada. Estas células formam normalmente um tumor que pode ser visto numa radiografia ou sentido como um caroço. Um cancro da mama que começou nos lóbulos é conhecido como **carcinoma lobular**, enquanto um que se desenvolveu a partir dos ductos é chamado **carcinoma ductal**.

O tumor é maligno (cancro) se as células puderem crescer (invadir) os tecidos circundantes ou espalhar-se (metastizar) para áreas distantes do corpo. O cancro da mama ocorre quase exclusivamente em mulheres, mas os homens também podem ter cancro da mama. Representa 16% de todos os cancros femininos e 22,9% dos cancros invasivos nas mulheres. 18,2% de todas as mortes por cancro a nível mundial, incluindo homens e mulheres, são devidas ao cancro da mama[4-5] .

Os cancros da mama podem começar em diferentes partes da mama. A maioria dos cancros da mama começa nos ductos que transportam o leite para o mamilo (cancros ductais). Alguns começam nas glândulas que produzem o leite materno (cancros lobulares). Existem também outros tipos de cancro da mama que são menos comuns.

Um pequeno número de cancros tem início noutros tecidos da mama. Estes cancros são denominados sarcomas e linfomas e não são considerados cancros da mama.

Embora **muitos tipos de cancro da mama possam causar um nódulo na mama, nem todos o fazem e** também é importante compreender que a maioria dos nódulos da mama não são cancro, são benignos. Os tumores benignos da mama são crescimentos anormais, mas não se espalham para fora da mama e não constituem uma ameaça para a vida. No entanto, alguns nódulos mamários benignos podem aumentar o risco de uma mulher contrair cancro da mama. Qualquer nódulo ou alteração na mama deve ser examinado por um profissional de saúde para determinar se é benigno ou cancro e se pode ter impacto no seu risco futuro de cancro[6] .

O cancro da mama pode espalhar-se quando as células cancerosas entram no sangue ou no sistema linfático e são transportadas para outras partes do corpo. O sistema linfático é uma rede de vasos linfáticos (ou linfáticos) que se encontra em todo o corpo. Os vasos linfáticos transportam o fluido linfático e ligam os gânglios linfáticos. Os gânglios linfáticos são pequenas colecções, em forma de feijão, de células do sistema imunitário. Os vasos linfáticos são como pequenas veias, exceto que transportam um líquido claro chamado linfa (em vez de sangue) para fora do peito. A linfa contém fluido dos tecidos e produtos residuais, bem como células do sistema imunitário. As células do cancro da mama podem entrar nos vasos linfáticos e começar a crescer nos gânglios linfáticos. A maior parte dos vasos linfáticos da mama drenam para:

- Gânglios linfáticos debaixo do braço (gânglios axilares).
- Gânglios linfáticos à volta da clavícula (gânglios linfáticos supraclaviculares e infraclaviculares)
- Gânglios linfáticos no interior do tórax, junto ao osso do peito (gânglios linfáticos mamários internos)

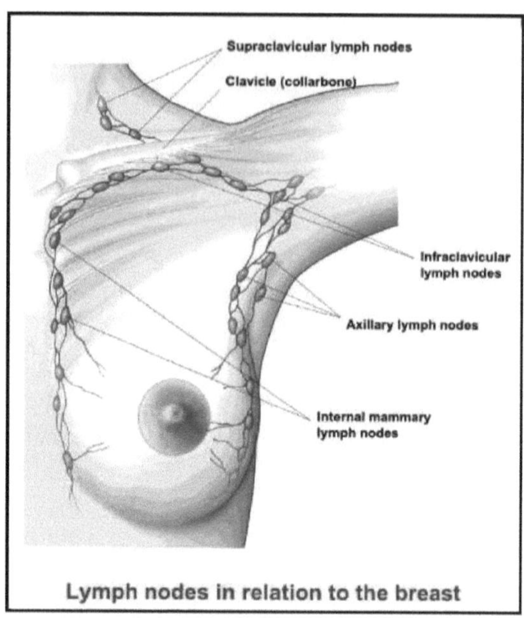

Figura 1. Gânglios linfáticos em relação à mama

1.4 TIPOS DE CANCRO DA MAMA:

Ductal: O cancro forma-se nos canais de leite

Lobular: O cancro tem origem nos lóbulos produtores de leite

Carcinoma ductal in situ (CDIS): O DCIS é o tipo mais comum de cancro da mama não invasivo. Não invasivo significa que não se espalhou para além dos ductos para o tecido mamário circundante. Tem uma elevada taxa de sobrevivência, sendo melhor detectado com uma mamografia. Com o DCIS, corre-se um risco mais elevado de recorrência do cancro ou de desenvolvimento de um novo cancro da mama. **Carcinoma ductal invasivo (ou infiltrante) (IDC):** Este é o tipo mais comum de cancro da mama (80%), que começa nos ductos, rompe uma parede e invade o tecido adiposo da mama. O CDI pode metastizar através do sistema linfático e da corrente sanguínea. O CDI também afecta os homens.

Carcinoma lobular invasivo (ou infiltrante) (ILC): O ILC é o segundo tipo mais comum de cancro da mama (10%), um cancro que começa nos lóbulos mas que, tal como o IDC, pode metastizar para outras partes do corpo. Este tipo de cancro é mais difícil de detetar por mamografia do que o CDI. **Cancro da mama inflamatório (IBC):** O CMI é pouco frequente e representa 1 a 3% de todos os casos de cancro da mama nos Estados Unidos. O CMI apresenta-se como uma vermelhidão e inchaço da mama em vez de um nódulo distinto. Pode também apresentar um aspeto espesso e com caroços, semelhante a uma casca de laranja. Devido à ausência de um nódulo, uma mamografia pode não ser útil. O CIN tem um pior prognóstico devido ao facto de ser confundido com uma infeção, de ter uma maior taxa de metástases e de ser difícil de diagnosticar. **Cancro da mama triplo negativo:** Normalmente CDI cujas células não têm receptores de estrogénio e progesterona e **não têm um excesso da** proteína HER2 nas suas superfícies. **Carcinoma lobular in situ**

(LCIS): O LCIS significa que as células no interior dos lóbulos começaram a tornar-se **anormais. Isto aumenta o** risco de **uma pessoa** desenvolver cancro, mas não é um cancro propriamente dito.

Doença de Paget do mamilo: Este cancro começa nos ductos mamários, espalha-se para a superfície do mamilo e depois para a aréola. Representa 1% de todos os casos de cancro da mama. O mamilo e a aréola apresentam frequentemente crostas e vermelhidão, com possibilidade de hemorragia e exsudação. Está frequentemente relacionado com o CDIS ou o IDC, e o tratamento requer frequentemente uma mastectomia. Também pode ocorrer nos homens[8] .

1.5 ETIOLOGIA E FACTORES DE RISCO DO CANCRO DA MAMA:

A etiologia de vários cancros da mama é desconhecida, no entanto, várias caraterísticas ou factores de risco parecem aumentar a probabilidade de uma mulher desenvolver cancro da mama. Estes incluem:

- Sexo feminino
- Idade
- História pessoal de cancro
- História familiar de cancro e genética
- Factores hormonais
- Doença benigna da mama
- Obesidade e gordura na alimentação
- Exposição a radiações

Sexo feminino O cancro da mama representa mais de 32% de todos os cancros invasivos nas mulheres e apenas 1% nos homens.

Idade O risco de cancro da mama aumenta com a idade, sendo o cancro da mama extremamente raro nas pessoas com menos de 20 anos, mas as taxas de incidência aumentam acentuadamente e tornam-se substanciais antes dos 50 anos.

História pessoal de cancro Um cancro da mama diagnosticado anteriormente aumenta em 4 vezes o risco de cancro da mama na mama oposta. O cancro anterior do ovário, do endométrio ou do cólon tem sido associado a um risco 1 a 2 vezes superior ao da população em geral.

História familiar de cancro As pessoas com uma história familiar (mãe, irmã ou filha) de cancro da mama têm entre 2 a 4 vezes mais probabilidades de desenvolver cancro da mama. As mulheres portadoras de uma mutação dos genes supressores de tumores BRCA1 ou BRCA2 têm um risco significativo de desenvolver cancro da mama ao longo da vida, embora apenas 10% dos casos de cancro da mama estejam associados a mutações genéticas.

Factores hormonais: A menarca precoce (antes dos 12 anos), a menopausa tardia (após os 55 anos) e uma maior duração total da menstruação regular estão associadas a um maior risco de cancro da mama.

> ➢ A nuliparidade (não ter filhos) e a primeira gravidez a termo após os 30 anos estão associadas a um risco acrescido de cancro da mama.
>
> ➢ Os contraceptivos orais ou a terapia de substituição hormonal podem aumentar o risco de cancro da mama, especialmente quando a TRH inclui a adição de progestina e a utilização é prolongada (mais de 5 anos).

➢ Aleitamento - um conjunto de quase 50 estudos de 30 países mostra que está associada uma redução global do risco de 4% por cada 12 meses de aleitamento materno para todas as parturientes.

Doença benigna da mama: As alterações fibrocísticas (FCCs) constituem a doença benigna mais frequente da mama. Estas alterações afectam geralmente mulheres na pré-menopausa entre os 20 e os 50 anos de idade.

➢ As lesões não proliferativas, incluindo quistos, alterações papilares apócrinas e calcificações relacionadas com o epitélio, quando encontradas isoladamente, não estão geralmente associadas a um risco acrescido de cancro da mama.

➢ Lesões proliferativas sem atipia, aumento do crescimento de células epiteliais no tecido ductal ou lobar da mama podem resultar num risco 1,5-2 vezes maior de cancro da mama.

➢ As lesões proliferativas com atipia, proliferação de células de aspeto anormal nos ductos ou lóbulos, resultam num risco 2 a 4 vezes maior de cancro da mama.

Exposição à radiação Foi demonstrado que as mulheres expostas a radiação ionizante do tórax têm um risco acrescido de desenvolver cancro da mama.

Obesidade e gordura na dieta: A obesidade ocorre em aproximadamente 60% das doentes no momento do diagnóstico do cancro da mama e mais 60-75% ganham peso durante o tratamento. A maioria dos estudos indica que a obesidade é um fator de mau prognóstico e está associada a um estado nodal menos favorável, bem como a um risco acrescido de doença contralateral, recorrência, doenças co-mórbidas e mortalidade global. A obesidade está associada a níveis mais elevados de insulina e de outras hormonas, tanto em mulheres na pré como na pós-menopausa. Foi demonstrado que a insulina e as proteínas relacionadas aumentam o risco de diagnóstico de cancro e aumentam duas vezes o risco de recorrência do cancro. Outras hormonas metabólicas desempenham um papel importante entre a obesidade e a recorrência do cancro da mama. Nas mulheres na pré-menopausa, os níveis elevados do fator de crescimento semelhante à insulina (IGF-1) aumentam o risco de desenvolver cancro da mama, e esta hormona tem um papel central no desenvolvimento e progressão da doença[9] .

1.6 SINAIS E SINTOMAS:

O primeiro sintoma percetível do cancro da mama é, normalmente, um nódulo que parece diferente do resto do tecido mamário. Mais de 80% dos casos de cancro da mama são descobertos quando a mulher sente um nódulo. Os cancros da mama mais precoces são detectados através de uma mamografia. Os nódulos encontrados nos gânglios linfáticos localizados nas axilas também podem indicar cancro da mama.

Os indícios de cancro da mama, para além de um nódulo, podem incluir:

- Espessamento diferente do restante tecido mamário,
- Um dos seios fica maior ou menor,
- Um mamilo que muda de posição ou forma ou que se torna invertido,
- Pele enrugada ou com covinhas,
- Uma erupção cutânea no mamilo ou à volta do mesmo,
- Descarga do(s) mamilo(s),
- Dor constante numa parte do peito ou na axila,
- Inchaço por baixo da axila ou à volta da clavícula[10]

1.7 DIAGNÓSTICO

História clínica: Uma história clínica cuidadosa é o primeiro passo do exame mamário, incluindo perguntas sobre o estado menstrual e os factores de risco do cancro da mama, os achados e as alterações numa mama.

Exame físico: O exame físico da mama é um processo passo a passo que deve ser efectuado por um profissional experiente, examinando cada mama, mamilo e nódulos regionais através da observação e palpação, tanto na posição erecta como na posição supina. Deve ser observado o edema da pele do peito, o eritema (vermelhidão da pele) ou uma massa mamária palpável, a retração do mamilo, a assimetria ou alterações do carácter da pele e a presença, tamanho e carácter dos nódulos regionais.

Mamografia: A mamografia é uma ferramenta de rastreio ou de diagnóstico utilizada para detetar massas mamárias ou microcalcificações nas mulheres através da utilização de **raios X** de baixa energia **que, muitas vezes, não são palpáveis durante um** exame físico. Durante uma mamografia, cada mama é colocada entre duas placas e comprimida de modo a obter uma imagem nítida.

Mamografia de rastreio: O cancro da mama pode ser diagnosticado numa fase precoce e altamente curável através da utilização da mamografia, sendo que o cancro da mama detectado no rastreio tem uma taxa de sobrevivência 30% superior à das doentes sintomáticas.

Mamografia de diagnóstico: A mamografia de diagnóstico é utilizada para avaliar indivíduos com achados clínicos anormais para caraterizar possíveis anomalias detectadas pelo rastreio.

Aspiração por agulha fina: A aspiração por agulha fina (AAF) é uma técnica de diagnóstico de tumores e tem sido amplamente utilizada no diagnóstico de lesões mamárias. A sua sensibilidade é de 65-98% e a especificidade é de 34-100% no diagnóstico de lesões mamárias. A massa mamária palpável é apanhada e uma agulha fina é introduzida lentamente na massa. Após vários avanços no interior da massa ao longo de múltiplos planos, a agulha é retirada e a amostra é colocada numa lâmina para investigação. **Core Needle Biopsy (biópsia com** agulha cónica): A biópsia com agulha cónica (CNB) fornece material para avaliação histológica. Esta técnica é frequentemente utilizada quando não existe um citopatologista qualificado para avaliar os resultados de uma PAAF.

Biópsia estereotáxica: A biópsia estereotáxica é uma biópsia guiada por mamografia para uma localização mais precisa da massa mamária. **Biópsia** excisional: A biópsia excisional consiste na remoção cirúrgica completa de uma lesão palpável da mama e está indicada se a biópsia por agulha não for exequível ou se não for diagnóstica ou for discordante com os resultados imagiológicos[11] .

1.8 ESTÁGIOS DO CANCRO DA MAMA: Estádio 0: No carcinoma ductal in situ (CDIS), as células anormais encontram-se no revestimento de um ducto da mama, os nódulos não estão envolvidos e não há metástases Estádio IA: O tumor não tem mais de 2 cm e não se espalhou para os gânglios linfáticos

Estádio IB: O tumor não tem mais de 2 cm e as células cancerosas encontram-se nos gânglios linfáticos

Estádio IIA: O tumor não tem mais de 2 cm e já se espalhou para os gânglios linfáticos das axilas/ o tumor tem entre 2-5 **cm, mas o cancro não se espalhou para os gânglios linfáticos das axilas.**

Estádio IIB: O tumor tem 2-5 cm de diâmetro e espalhou-se para os gânglios linfáticos das axilas/ o tumor tem > 5 **cm de diâmetro, mas não se espalhou para os gânglios linfáticos das axilas.**

Estádio IIIA: O tumor tem < 5 cm de diâmetro e espalhou-se para os gânglios linfáticos das axilas que estão ligados uns aos outros ou a tecidos próximos ou pode ter-se espalhado para os gânglios linfáticos atrás do esterno. Ou tem > 5 cm de diâmetro e espalhou-se para os gânglios linfáticos das axilas que podem estar ligados uns aos outros ou a tecidos próximos ou pode ter-se espalhado para os gânglios linfáticos atrás do esterno mas não se espalhou para os gânglios linfáticos das axilas.

Estádio IIIB: O tumor pode ser de qualquer tamanho e cresceu para a parede torácica ou para a pele da mama. A mama pode estar inchada ou apresentar nódulos. Pode ter-se espalhado para os gânglios linfáticos das axilas, e estes gânglios linfáticos podem estar ligados uns aos outros ou a tecidos próximos, ou pode ter-se espalhado para os gânglios linfáticos atrás do esterno.

Estádio IIIC: O tumor pode ser de qualquer tamanho e espalhou-se para os gânglios linfáticos atrás do esterno e debaixo do braço ou espalhou-se para os gânglios linfáticos acima ou abaixo da clavícula.

Estádio IV: O tumor pode ter qualquer tamanho e as células cancerígenas espalharam-se para outras partes do corpo[12] .

1.9 TRATAMENTOS PARA O CANCRO DA MAMA: Uma equipa multidisciplinar estará envolvida no tratamento de uma doente com cancro da mama. A equipa pode ser constituída por um oncologista, um radiologista, um cirurgião especializado em cancro, um enfermeiro especializado, um patologista, um radiologista, um técnico de radiologia e um cirurgião reconstrutivo.

A equipa terá em conta vários factores ao decidir sobre o melhor tratamento para o doente, incluindo

- O tipo de cancro da mama
- O estádio e o grau do cancro da mama - qual o tamanho do tumor, se se espalhou ou não e, em caso afirmativo, até que ponto
- Se as células cancerígenas são ou não sensíveis às hormonas
- O estado de saúde geral do doente
- A idade do doente
- As preferências do doente.

As principais opções de tratamento do cancro da mama podem incluir:

- Radioterapia (radioterapia)
- Cirurgia
- Terapia biológica (terapia com medicamentos específicos)
- Terapia hormonal
- Quimioterapia

Cirurgia

1. Lumpectomia: A lumpectomia consiste na remoção do tumor da mama e de parte do tecido normal que o rodeia. Após a lumpectomia, todo o tecido removido da mama é examinado cuidadosamente para verificar se existem células cancerígenas nas margens. Se forem encontradas células cancerosas nas margens, será efectuada uma cirurgia adicional (re-excisão) para remover o cancro restante[13] .

2. Mastectomia:

Mastectomia simples/total: Toda a mama é removida, excluindo os músculos por baixo da mama e os gânglios linfáticos. Por vezes, são removidas as duas mamas (mastectomia dupla).

Mastectomia Radical Modificada: Envolve a remoção do tecido mamário e dos gânglios linfáticos axilares. Não são removidos os músculos por baixo da mama.

Mastectomia Radical: Toda a mama, os gânglios linfáticos axilares e os músculos peitorais são removidos.

Mastectomia parcial: A remoção da parte cancerosa do tecido mamário e de algum tecido normal à sua volta.

Mastectomia subcutânea ("Nipple Sparing"): Todo o tecido mamário é removido, mas o mamilo não é afetado.

Mastectomia com economia de pele: Técnica que preserva o máximo possível da pele da mama durante a mastectomia radical simples, total ou modificada para fornecer a pele necessária para a reconstrução imediata. Apenas a pele do mamilo, a aréola e a cicatriz da biopsia original são removidas para criar uma pequena abertura para a remoção do tecido mamário.

3. Cirurgia aos gânglios linfáticos:

Dissecção dos gânglios linfáticos axilares (ALND): Os gânglios linfáticos são removidos (entre 5 e 40, mas normalmente menos de 20) da axila e verificados quanto à disseminação do cancro. Normalmente é efectuada ao mesmo tempo que a mastectomia ou a lumpectomia, mas também pode ser efectuada depois através de uma incisão separada. O ALND aumenta a probabilidade de a doente ter um linfedema após a cirurgia. **Biópsia do gânglio linfático sentinela (SLNB):** Para diminuir o risco de linfedema, a SLNB pode ser utilizada como alternativa à ALND. Este procedimento é uma forma de saber se o cancro se espalhou para os gânglios linfáticos sem remover tantos deles[14] .

1.10 QUIMIOTERAPIA

A quimioterapia é uma terapia sistemática que utiliza medicamentos para matar as células cancerígenas, tanto no local de origem como noutros locais do corpo para os quais possam ter-se espalhado. Um tratamento completo de quimioterapia é composto por vários ciclos. Um ciclo implica um período de tratamento (pode ser um dia, alguns dias seguidos ou dia sim, dia não, durante um determinado período) seguido de um período de recuperação durante o qual não é administrado qualquer tratamento. O número de ciclos num regime e a duração de cada regime variam em função dos medicamentos utilizados, mas a maioria demora 3-6 meses a concluir.

Terapia hormonal

A terapia hormonal para o cancro da mama, também designada por terapia anti-estrogénica, funciona de duas formas: reduz a quantidade de estrogénios no organismo e/ou bloqueia a ação dos estrogénios no tecido mamário através do bloqueio dos receptores hormonais. Por conseguinte, a terapia hormonal só funciona em cancros que sejam receptores hormonais positivos.

Os objectivos da terapia hormonal são:

* Para retardar o crescimento e a propagação do cancro da mama avançado/metastático
* Para prevenir a recorrência de cancro da mama em fase inicial em sobreviventes
* Para diminuir o risco de desenvolver cancro da mama com recetor hormonal positivo em mulheres com um risco elevado (genético)

Tipos de terapia hormonal para diferentes tipos de pacientes:

Pré-menopausa: Antes da menopausa, o estrogénio do organismo é produzido principalmente nos

ovários. A quantidade de estrogénios no organismo pode, portanto, ser reduzida através da paragem dos ovários. Esta redução pode ser induzida temporariamente por medicamentos administrados sob a forma de injecções de poucos em poucos meses, ou permanentemente através da remoção cirúrgica dos ovários (ooforectomia). As mulheres que têm um risco elevado de desenvolver cancro da mama podem optar por fazer uma ooforectomia profilática para reduzir o risco de cancro da mama com receptores hormonais positivos.

Pós-menopausa: Após a menopausa, os ovários deixam de produzir estrogénio, mas este continua a ser produzido pela aromatase. A terapia hormonal nestas mulheres concentra-se, portanto, em impedir que este processo ocorra através da utilização de inibidores da aromatase e do bloqueio da ação dos estrogénios no tecido mamário.

Terapia hormonal e obesidade: Um estudo retrospetivo revelou que a terapia hormonal era menos eficaz em mulheres obesas do que em mulheres magras que tinham cancro da mama. Uma vez que o estrogénio é sintetizado no tecido adiposo após a menopausa, existe um excesso de estrogénio nas mulheres obesas pós-menopáusicas. A obesidade também está correlacionada com a diminuição dos níveis plasmáticos de globulina de ligação às hormonas sexuais, que naturalmente restringe a atividade biológica dos estrogénios. **Tipos de medicamentos**: - Inibidores da aromatase (Arimidex, Aromasin, Femara): apenas utilizados na pós-menopausa, uma vez que **não impedem os ovários de produzir estrogénios.**

• Moduladores selectivos dos receptores de estrogénio (Tamoxifeno, Evista, Fareston): bloqueiam os receptores de estrogénio apenas no tecido mamário. Utilizados em mulheres na pré e pós-menopausa.

• Desreguladores dos receptores de estrogénio (Faslodex): bloqueiam os receptores de estrogénio como os SORM; alteram a forma dos receptores para que sejam menos eficazes; reduzem o número de receptores. Administrado quando o cancro não responde a outras terapias hormonais[15] .

Radioterapia (radioterapia): A radioterapia é administrada após a cirurgia na região do leito tumoral e nos gânglios linfáticos regionais, para destruir as células tumorais microscópicas que possam ter escapado à cirurgia. Pode também ter um efeito benéfico no microambiente tumoral. A radioterapia pode ser efectuada sob a forma de radioterapia externa ou de braquiterapia (radioterapia interna). Convencionalmente, a radioterapia é administrada após a cirurgia do cancro da mama. A radioterapia também pode ser administrada no momento da operação ao cancro da mama. A radioterapia pode reduzir o risco de recorrência em 50-66% (1/2 - 2/3 de redução do risco) quando administrada na dose correta e é considerada essencial quando o cancro da mama é tratado através da remoção apenas do nódulo (Lumpectomia ou excisão local ampla).

Os tipos de radioterapia incluem:

• **Radioterapia da mama** - após uma lumpectomia, é administrada radiação ao tecido mamário remanescente.

• **Radioterapia da parede torácica** - é aplicada após uma mastectomia.

• **Reforço da mama** - é aplicada uma dose elevada de radioterapia no local onde o tumor foi removido cirurgicamente. O aspeto da mama pode ser alterado, especialmente se os seios da doente forem grandes.

- **Radioterapia dos gânglios linfáticos** - a radiação é dirigida à axila e à área circundante para destruir as células cancerosas que atingiram os gânglios linfáticos[16] .

Tratamento biológico (medicamentos direcionados)

- **Trastuzumab (Herceptin)** - este anticorpo monoclonal tem como alvo e destrói as células cancerígenas que são HER2-positivas. Algumas células do cancro da mama produzem grandes quantidades de HER2 (recetor 2 do fator de crescimento); o Herceptin tem como alvo esta proteína. Os possíveis efeitos secundários podem incluir erupções cutâneas, dores de cabeça e/ou lesões cardíacas.
- **Lapatinib (Tykerb)** - este medicamento tem como alvo a proteína HER2. É também utilizado para o tratamento do cancro da mama metastático avançado. O Tykerb é utilizado em doentes que não responderam bem ao Herceptin. Os efeitos secundários incluem mãos dolorosas, pés dolorosos, erupções cutâneas, feridas na boca, cansaço extremo, diarreia, vómitos e náuseas[17] .

1.11 PREVENÇÃO DO CANCRO DA MAMA

Algumas mudanças no estilo de vida podem ajudar a reduzir significativamente o risco de uma mulher desenvolver cancro da mama. **Consumo de álcool** - as mulheres que bebem com moderação, ou que não bebem álcool de todo, têm menos probabilidades de desenvolver cancro da mama do que aquelas que bebem grandes quantidades regularmente. A moderação significa não beber mais do que uma bebida alcoólica por dia.

Exercício físico - a prática de exercício físico cinco dias por semana tem demonstrado reduzir o risco de uma mulher desenvolver cancro da mama, quer seja ligeiro ou intenso, ou antes/após a menopausa.

Dieta - alguns especialistas afirmam que as mulheres que seguem uma dieta saudável e equilibrada podem reduzir o risco de desenvolver cancro da mama.

Peso corporal - as mulheres que têm um peso corporal saudável têm uma probabilidade consideravelmente menor de desenvolver cancro da mama em comparação com as mulheres obesas e com excesso de peso.

Amamentação - as mulheres que amamentam têm um risco menor de desenvolver cancro da mama em comparação com as outras mulheres.

Terapia hormonal pós-menopausa - limitar a terapia hormonal pode ajudar a reduzir o risco de desenvolver cancro da mama[18] .

1.12 CANCRO DA MAMA NOS HOMENS

Menos de 1% de todos os cancros da mama ocorrem em homens, com uma taxa de 1 em 1.000. Devido à raridade desta doença, é frequentemente ignorada e, quando detectada, encontra-se numa fase avançada. Os sinais e sintomas, o diagnóstico e as opções de tratamento são todos iguais aos do cancro da mama nas mulheres. **Riscos**

- Aumento da idade: A idade média dos homens com cancro da mama é de 67 anos
- Níveis elevados de estrogénios
- Síndrome de Klinefelter: A presença de hormonas femininas mais elevadas
- Uma forte história familiar de cancro da mama ou de alterações genéticas
- Exposição a radiações: Foi demonstrado que a radioterapia anterior, antes dos 30 anos de idade, provoca taxas mais elevadas de cancro da mama masculino[19]

CAPÍTULO 2

Na química medicinal, o composto heterocíclico piridina tem sido considerado de extrema importância. A piridina ou os compostos relacionados com a piridina têm sido utilizados como agentes antimicrobianos, anti-inflamatórios, anticancerígenos, anti-tuberculose, etc. Os compostos seguintes mostram algumas das actividades da piridina:

Eissa et al., sintetizaram uma série de novos derivados de 1 H-pirazolo[3,4-b]piridina e as suas actividades anti-proliferativas in vitro foram avaliadas contra quatro linhas celulares de cancro humano (HePG-2, MCF-7, HCT-116 e PC-3).

O composto **1** mostrou a atividade anticancerígena mais potente, com valores IC50 entre 5,30 ± 0,3 e 9,91 ± 1,1 µM contra as quatro linhas celulares humanas, comparáveis aos do padrão de referência Doxorrubicina[20] .

1

El-borai et al. sintetizaram uma série de derivados de pirazolo[3,4-b]piridina e os compostos foram testados quanto à atividade antitumoral contra a linha celular de cancro do fígado humano (HEPG2). O composto **2** apresentou a maior atividade contra a linha celular de cancro do fígado humano (HEPG-2) com um valor IC50 de 3,43 mg/ml do que o padrão de referência Doxorrubicina[21] .

2

Ghorab et al. sintetizaram alguns novos derivados de quinolina com grupos biologicamente activos e os compostos sintetizados foram avaliados quanto à sua atividade anti-cancro da mama. O composto **3** exibiu uma boa atividade citotóxica com um valor IC50 de 26,7 µmol L^{1} quando comparado com o padrão de referência Doxorrubicina[22] .

3

Ali et al. sintetizaram vários novos ligandos de 2,6-bis(substituídos) piridina e complexos de nitrato de 2,6-bis(substituídos) piridina Ag(I) e a sua atividade anticancerígena in vitro foi avaliada contra quatro linhas celulares de cancro humano, incluindo HePG2, A549, HT29, MCF7. No HePG2, o complexo de prata **4** (IC_{50} = 1,52 µM) mostrou uma atividade significativa em comparação com o padrão de referência Doxorrubicina (IC_{50} = 0,461 µM). No A549, o complexo de prata **4** (IC_{50} = 1,41 µM) apresentou uma atividade significativa em comparação com a doxorrubicina padrão de referência (IC_{50} = 3,51 µM). No HT29, o complexo de prata **4** (IC_{50} = 1,75 µM) apresentou uma atividade significativa em comparação com a doxorrubicina padrão de referência (IC_{50} = 5,22 µM). Em MCF7, o complexo de prata **4** (IC_{50} = 3,67 µM) mostrou uma atividade moderada em comparação com o padrão de referência Doxorrubicina (IC_{50} = 2,78 µM)[23] .

4

Erin et al. sintetizaram derivados de 2,3-diaril-3H-imidazo[4,5-b]piridina e a sua atividade citotóxica foi avaliada contra nove linhas de células cancerígenas (DU-145, A549, MDAMB-231, PAN C-1, HCT-15, MCF-7, MDA-MB-468, K562 e SaOS2). O composto **5** mostrou uma citotoxicidade moderada contra as células MCF-7, MDA-MB-468, K562 e SaOS2, sendo a K562 (IC50= 42 µmol/L) a mais sensível entre as quatro linhas de células cancerígenas[24] .

5

Yingnan et al., sintetizaram uma série de derivados de 3-metoxi-N-fenilbenzamida, derivados de N-(3-(tert-butil)-1-fenil-1H-pirazol-5-il)benzamida e derivados de N-(3-fluoro-4-metoxifenil)-N3- (4-fluorofenil) malonamida e a sua atividade anticancerígena in vitro foi avaliada contra as linhas de células cancerígenas. O composto **6** mostrou a maior atividade anti-proliferação contra Hep-G2 com IC50 de 1,7 μM[25] .

6

Mohammad et al. sintetizaram uma série de derivados de fenilbipiridinilpirazol e os compostos foram analisados a 10 M contra várias linhas de células tumorais. O composto **7** mostrou um elevado grau de seletividade em relação a várias linhas de células cancerosas[26] .

7

Wang et al. sintetizaram derivados de (E)-8'-arilideno-5',6',7',8'-tetrahidrospiro[oxindole-3,4'-pirano[3,2-c]piridina] e a sua atividade antitumoral in vitro foi avaliada contra três linhas celulares de cancro humano (Hela, HepG2, MDA-MB-231). Os compostos **8a** e **8b** exibiram uma excelente atividade inibidora do crescimento contra as linhas de células tumorais do subpanel testado[27] .

8a   **8b**

QifieXu et al. sintetizaram e conceberam vinte e oito novos derivados de 1,5-dissubstituídos-2(1H)-piridona e as suas actividades anti-proliferativas in vitro contra as linhas celulares A549 e NIH3T3 foram testadas por ensaios MTT. Os compostos **9** mostraram a atividade mais selectiva com um valor IC50 de 20 μM quando comparados com o controlo positivo DDP[28] .

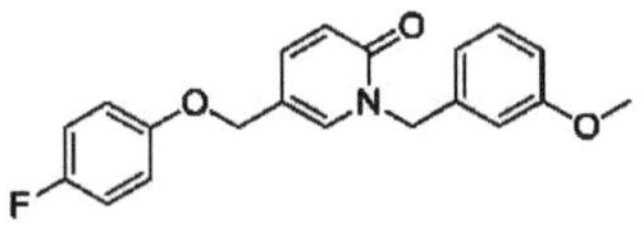

9

Latif et al., sintetizaram uma série de derivados de pirazolo[3,4-d]pirimidina-3-carbonitrilo e pirazolo[3,4-d]piridina-3-carbonitrilo e a sua potencial citotoxidade foi avaliada contra a linha de células Hep2 utilizando o ensaio MTT.

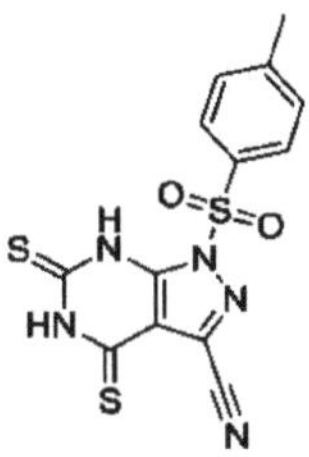

10a 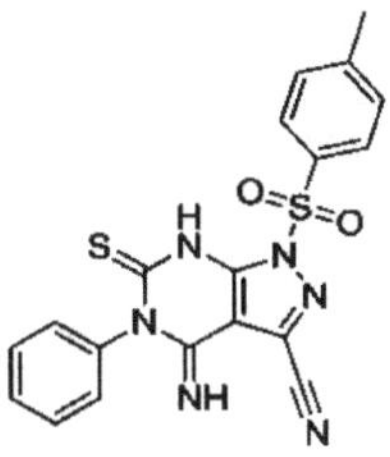   10b

Os compostos **10a** (IC$_{50}$ 36,9 µM) e **10b** (IC$_{50}$ 21,3 µM) apresentaram um efeito altamente significativo em comparação com o padrão de referência Fluorouracil (IC$_{50}$ 41,5 µM)[29] .

Ziarani et al., sintetizaram um método one-pot para a preparação de derivados de 7-amino-2,4-dioxo-5-aril-1,2,3,4-tetrahidropirido[2,3-d]pirimidina-6-carbonitrilo e os compostos foram avaliados quanto a algumas actividades antimicrobianas contra alguns fungos e bactérias gram positivas e negativas. Os compostos **11a** e **11b** apresentaram uma boa atividade contra alguns fungos e bactérias gram positivas e negativas[30] .

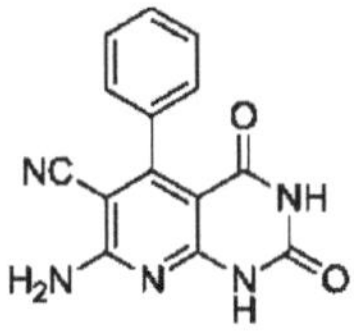

11a 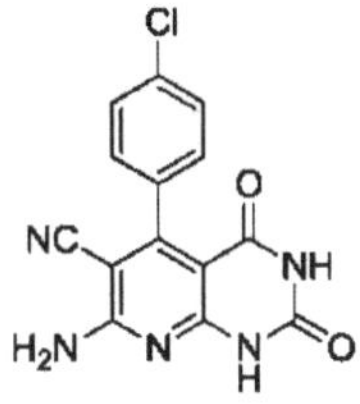   11b

Sheikhhosseini et al. sintetizaram novos derivados de tetrahidroquinolina a partir de α,α'-bis (benzilideno substituído) cicloalcanonas. O composto 12 apresentou um bom rendimento de 80 % com condições de reação moderadas[31] .

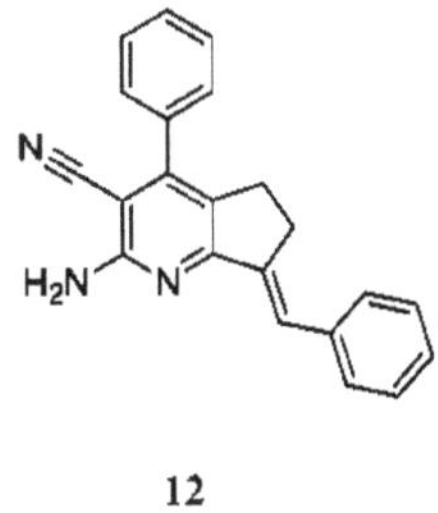

12

Ghomi et al., sintetizaram a síntese multicomponente de uma etapa de piridinas altamente substituídas em meio aquoso de etanol.

13

O composto **13** apresentou um rendimento excelente e o tempo de reação foi significativamente baixo[32] .

Sudhan et al., relataram a síntese de derivados de 2-(2-oxo-2H-cromen-3-il)-4-aril-indeno[1,2-b]piridina-5-ona e dos compostos sintetizados. O composto **14** apresentou um rendimento excelente de 95 % com um tempo de reação curto (60 min)[33] .

14

Taha et al. sintetizaram novas imidazo[4,5-b]piridina benzohidrazonas e foram avaliadas quanto às suas actividades antiglicação e antioxidante. O composto **15** mostrou uma boa atividade (140,16 ± 0,36 MM) com a atividade antiglicante mais potente, que é duas vezes inferior quando comparada com o padrão de referência Rutina[34] .

15

Mansoor et al., relataram a síntese de acridinedionas e, dos compostos sintetizados, o composto **16** demonstrou ter um excelente rendimento de 95%, recuperação e reutilização do catalisador, fácil processamento e tempo de reação muito curto (3 h)[35] .

16

Mansoor et al., sintetizaram derivados de 2,6-dimetil-4-substituídos-1,4-dihidropiridina-3,5-dietil/dimetilcarboxilato. O composto **17** apresentou um bom rendimento de 92 % com um tempo de reação muito curto (3 h)[36] .

17

Hussain et al., relataram a preparação de derivados de 2,4-diaril-5H-indeno[1,2-b]piridina-5-ona. O composto **18** apresentou um rendimento muito excelente de 94% com um tempo de reação curto (1,5 h) e fácil de trabalhar[37] .

18

Mansoor et al., sintetizaram derivados de 1,4-dihidropiridina. O composto **19** apresentou um bom rendimento de 94 % com um tempo de reação curto (3,5 h) e o composto **20** apresentou um bom rendimento de 85 % com um tempo de reação curto (3,5 h)[38] .

19

20

Chabukswar et al. sintetizaram (E)-1-(8-hidroxiquinolina-7-il)-3-fenilprop-2-en-1onas e avaliaram a sua atividade analgésica e anti-asmática. O composto **21** a 10 mg/kg mostrou uma boa atividade analgésica, quando comparado com o padrão de referência, e também mostrou uma percentagem significativa de inibição da contratilidade induzida pela histamina[39].

21

Mansoor et al., relataram a síntese de derivados de 2-amino-4,6-difenilpiridina-3-carbonitrilo. O composto **22** mostrou ter um rendimento excelente de 94% com um tempo de reação menor (4,5 h)[40].

22

Hui Wu et al., relataram a síntese de 5-amino-2-aril-3H-cromeno[4,3,2- de][1,6]naftiridina-4-carbonitrilos e 5-amino-2-aril-3H-quinolino[4,3,2- de] [1,6]naftiridina-4-carbonitrilos. O composto **23** apresentou um bom rendimento de 81 % e o composto **24** demonstrou ter a fluorosência mais intensa[41].

23

24

Evdokimov et al. relataram a síntese de piridinas e 1,4-dihidropiridinas com múltiplas utilidades medicinais. O composto **25** apresentou um rendimento de 48% com boa utilidade medicinal[42].

25

Xinwei He et al. relataram uma via eficiente para os derivados de piridina através de uma adição nucleofílica/ciclização intermolecular catalisada por FeCl3 de quatro componentes. O composto **26** apresentou um bom rendimento de 86% em condições de reação moderadas, utilizando materiais de partida facilmente disponíveis[43].

26

Han et al. relataram a síntese de derivados N-substituídos de 2-amino-1,6-naftiridina sob irradiação de micro-ondas. O composto **27** apresentou um excelente rendimento de 96% com várias outras vantagens, incluindo simplicidade operacional, maior segurança para algumas sínteses de pequena escala a alta velocidade e pode fornecer um novo padrão de substituição de compostos biologicamente activos para rastreio biomédico[44].

27

Ranu et al., relataram a síntese de piridinas altamente substituídas utilizando líquido iónico. O composto **28** apresentou um rendimento excelente de 95 % com um tempo de reação muito curto (1 h)[45].

28

Sun et al. relataram a síntese de 2-amino-hidropiridinas e 2-piridinonas funcionalizadas. O composto **29** apresentou um bom rendimento de 86 %[46].

29

Al-Abdullah et al. sintetizaram alguns novos derivados de tetralina-6-il-pirazolina, 2-tióxopirimidina, 2-oxopiridina, 2-tióxo-piridina e 2-iminopiridina e avaliaram a sua atividade anticancerígena contra duas linhas de células tumorais humanas. Os compostos **30** e **31** foram os mais eficazes contra a linha de células do colo do útero (Hela), apresentando **valores de** IC50 **de 7,1 e 6,5 µg/mL,** respetivamente[47] .

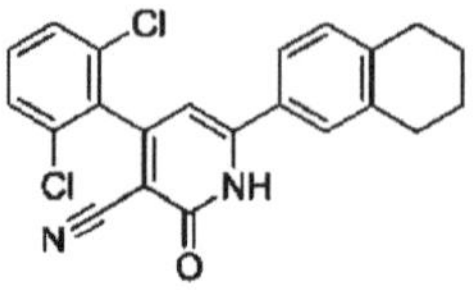

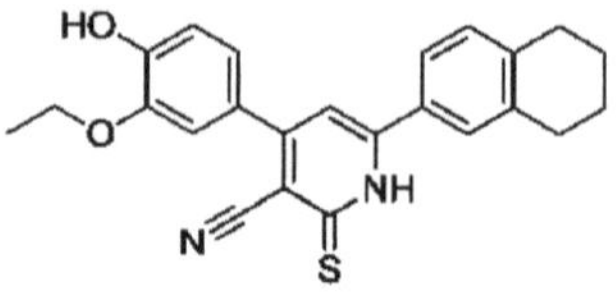

30   **31**

Chen et al. sintetizaram alguns derivados tetracíclicos de azafluorenona e avaliaram a sua atividade citotóxica. Os compostos **32** e **33** foram os mais activos, exibindo uma potente atividade inibidora da viabilidade celular das células MCF-7 e CAKI-1[48] .

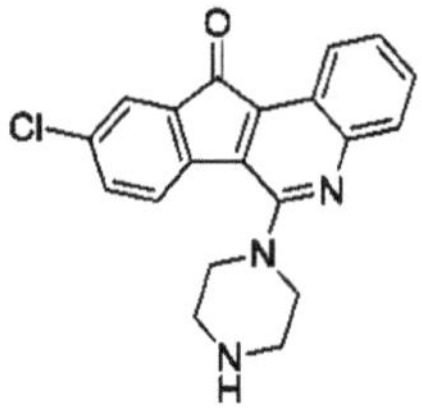

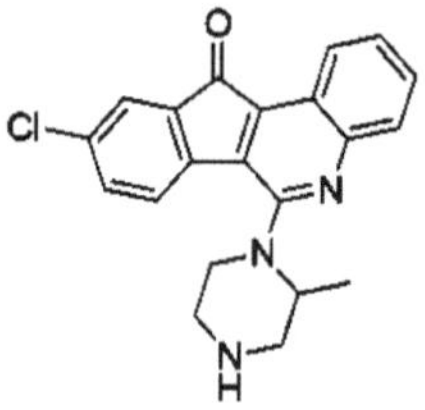

32   **33**

CAPÍTULO 3

3. OBJECTIVO E PLANO DE TRABALHO

3.1 Objetivo

O cancro é uma das principais causas de morte em todo o mundo e é conhecido por afetar pessoas de todas as idades. Apesar da grande disponibilidade dos fármacos anticancerígenos existentes, o desenvolvimento de novas quimioterapias tem sido sempre um dos desafios mais notáveis devido ao aparecimento de resistência e não seletividade por parte das células cancerosas em relação ao composto anticancerígeno já existente e, por conseguinte, há uma grande necessidade de descobrir novos compostos com atividade anticancerígena devido ao aumento da incidência do cancro.

Com o prefácio acima, estabelecemos os seguintes objectivos:

- Para sintetizar derivados da fração piridina
- Verificar a pureza de todos os compostos por cromatografia em camada fina
- Confirmar as estruturas dos compostos sintetizados por análise física e espetral
- Para analisar a atividade anticancerígena dos compostos recentemente sintetizados

3.2 Plano de trabalho

O trabalho foi planeado da seguinte forma;

a) Síntese e estudos físico-químicos

b) Estudos biológicos

a) Síntese e estudos físico-químicos

- Síntese do 2-amino-4,6-difenilpiridina-3-carbonitrilo
- Síntese da 2-**cloro-N**-(3-cyano-4,6-diphenylpyridin-2-yl)acetamide
- Síntese de derivados de piridina

Foi planeada a caraterização dos compostos sintetizados através dos seguintes métodos físico-químicos:

- Cromatografia de camada fina
- Constante física (m. p.)
- Espectroscopia de infravermelhos (IR)
- Espectroscopia de ressonância magnética nuclear (espetroscopia 1H e^{13} C NMR)

b) Estudos biológicos

- Atividade anticancerígena por ensaio MTT

4. MATERIAIS E MÉTODOS

4.1 Produtos químicos:-

Lista de produtos químicos

Sr.No	Reagents	Company
1	Benzaldehyde	SD Fine chem Ltd, Mumbai
2	Acetophenone	SD Fine chem Ltd, Mumbai
3	Ammonium acetate	SD Fine chem Ltd, Mumbai
4	Malononitrile	Kemphasol, Mumbai
5	Toluene	SD Fine chem Ltd, Mumbai
6	Triethylamine	SD Fine chem Ltd, Mumbai
7	Chloroacetyl chloride	Kemphasol, Mumbai
8	Dichloromethane extrapure	SD Fine chem Ltd, Mumbai
9	Morpholine	SISCO Research Laboratories Pvt Ltd, Mumbai
10	Pyrrolidine	SD Fine chem Ltd, Mumbai
11	Piperidine	SD Fine chem Ltd, Mumbai
12	N-methylpiperazine	SD Fine chem Ltd, Mumbai
13	Piperazine anhydrous	SD Fine chem Ltd, Mumbai
14	Benzimidazole	SD Fine chem Ltd, Mumbai
15	Barbituric acid	SD Fine chem Ltd, Mumbai
16	Benzotriazole extrapure	SD Fine chem Ltd, Mumbai
17	2-Methylbenzimidazole	Spectrochem Pvt Ltd, Mumbai
18	Carbazole	Ozone International, Mumbai
19	Potassium carbonate	Molychem, Mumbai
20	Sodium hydrogen carbonate	Fisher scientific Pvt Ltd, Mumbai
21	Acetone	SD Fine chem Ltd, Mumbai
22	Methanol	SD Fine chem Ltd, Mumbai
23	Ethanol	Other reagent grade

4.2 Instrumentos

- **Os pontos de fusão dos compostos sintetizados foram determinados pelo** aparelho **de ponto de fusão de Thiele** e não foram corrigidos.

- Os espectros FT-IR foram registados no espetrofotómetro Shimadzu IRAFFINITY-1 utilizando pastilhas de KBr.

- O 1H NMR e[13] C NMR foram registados no espetrómetro BrukerAvance II 400 NMR utilizando $CDCl_3$

ou DMSO como solvente e Tetra Metil Silano como padrão interno, os desvios químicos são expressos como 6 valores em ppm.

ESQUEMA: O presente trabalho é apresentado esquematicamente de seguida:

Tabela 1. Estrutura dos derivados de piridina (6a-j)

Compound	Ar	Compound	Ar
6a	O⌷NH (morfolina)	6f	carbazol
6b	pirrolidina (—NH)	6g	N-metilpiperazina (HN⌷N—)
6c	piperidina (NH)	6h	benzimidazol
6d	piperazina (HN⌷NH)	6i	2-metilbenzimidazol
6e	ácido barbitúrico (HN⌷NH, O)	6j	benzotriazol

4.3 Trabalhos experimentais

Procedimento

Síntese do 2-amino-4,6-difenilpiridina-3-carbonitrilo (4)

Uma mistura de benzaldeído (0,10612 g, 1 mmol), acetofenona (0,12015 g, 1 mmol), malononitrilo (0,06606 g, 1 mmol) e acetato de amónio (0,6166 g, 8 mmol) foi dissolvida em tolueno (20 mL) e refluxada durante cerca de 6 h. A conclusão da reação foi monitorizada por TLC utilizando clorofórmio : Etanol (0,5:1) como fase móvel. O sólido resultante foi filtrado, lavado com etanol e recristalizado com acetona para obter o produto puro[40] .

Síntese da 2- cloro-N-(3-cyano-4,6-diphenylpyridin-2-yl)acetamide (5):

Uma mistura de 2-amino-4,6-difenilpiridina-3-carbonitrilo(**4**) (1,45 g, 1 mmol), trietilamina (1,08 g, 2 mmol) e cloreto de cloroacetilo (1,2 g, 2 mmol) foi dissolvida em diclorometano (20 mL) e agitada durante 12 h. A conclusão da reação foi monitorizada por TLC utilizando clorofórmio: Metanol (0,5:1) como fase móvel. O sólido assim formado foi filtrado, lavado com água, seco e recristalizado a partir de etanol para obter o composto puro.

Síntese dos derivados de piridina (6a-j):

Uma mistura de carbonato de potássio (0,34 g, 2,5 mmol) e diferentes compostos heterocíclicos contendo azoto (2 mmol) em acetona seca (20 mL) foi agitada num agitador magnético durante 1 h. A solução acima referida foi então adicionada à **2-cloro-N**-(3-cyano-4,6-diphenylpyridin-2- yl)acetamida (**5**) (0,43 g, 1,25 mmol) e refluxada num balão de fundo redondo durante 6-13 h. A conclusão da reação foi monitorizada por TLC. Após a conclusão da reação, o solvente foi removido por destilação a vácuo e o resíduo foi tratado com bicarbonato de sódio (5 %^{w} /v) para remover as impurezas ácidas. O resíduo foi lavado com água, seco e recristalizado com um solvente adequado.

Atividade anticancerígena

Os compostos sintetizados foram testados quanto à sua atividade anticancerígena através do seguinte ensaio MTT. O procedimento resumido é o seguinte

- As linhas celulares foram mantidas em microplacas de 96 poços contendo meios MEM suplementados com 10% de soro fetal de vitelo inactivado pelo calor (FCS), contendo 5% de uma mistura de Gentamicina (10 jarros), Penicilina (100 unidades/mL) e Estreptomicina (100 Lig/ml.) na presença de 5% de CO2 a 37 °C durante 48-72 h.

- O sobrenadante da placa foi removido e foi adicionada uma solução MEM fresca e tratada com diferentes concentrações do composto de ensaio devidamente diluído com DMSO. O grupo de controlo continha apenas DMSO.

- Após 48 h de incubação a 37 °C numa atmosfera humidificada de 5% de CO2, o meio foi substituído por solução de MTT (20 µl.. 5 mg/mL em PBS estéril) para mais 4 h de incubação.

- **O sobrenadante foi cuidadosamente aspirado e os cristais precipitados de "azul de Formazan"** foram solubilizados por adição de DMSO (100 µL).

- O efeito de inibição do crescimento in *vitro* dos compostos de ensaio foi avaliado através da determinação da **conversão do MTT em "azul de Formazan" pelas células vivas. A densidade ótica (DO) da amostra** foi medida a 492 nm.

- Os resultados representam a média de cinco leituras. A concentração à qual a densidade ótica das células tratadas foi reduzida em 50 % em relação ao controlo não tratado.

- A percentagem de lise celular foi calculada utilizando a seguinte fórmula:

$$\text{Células sobreviventes (\%)} = \text{-----------------------}$$

- Linha celular utilizada: MCF-7[49]

CAPÍTULO 5

5. RESULTADOS

5.3 Dados físico-químicos do composto sintetizado4

Composto 4

Molecular Formula	$C_{18}H_{13}N_3$
Molecular Weight	271
IUPAC Name	2-Amino-4,6-diphenylpyridine-3-carbonitrile
Appearance	Cream coloured solid
Recrystallization Solvent	Acetone
Melting Point	182 °C
Percentage Yield (%)	50
R_f Value	0.65 [Hexane: Ethyl acetate, 0.5: 1]
IR Data (KBr, cm^{-1})	3464.15 (NH$_2$), 3302.13, 3176.76 (C-H aromatic),2206.57 (CN),1573.91 (C=C)
^{1}H NMR (CDCl$_3$) δ ppm	7.20 (s, 1H, Ar-H), 7.45-7.49 (m, 3H, Ar-H),7.50-7.54 (m, 3H,Ar-H), 7.62-7.64 (m, 2H, Ar-H),7.98-8.00 (m, 2H, Ar-H), 5.41 (s, 2H, N-H)

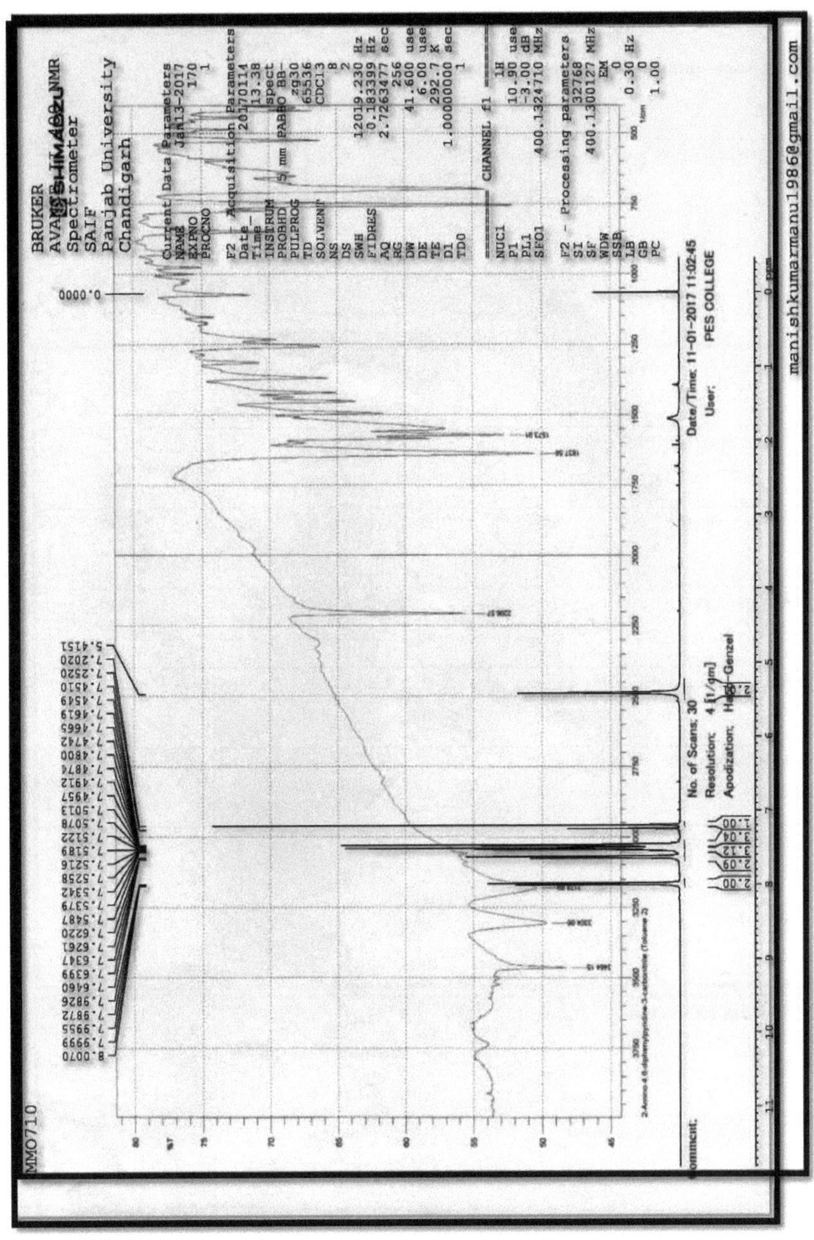

Espectro n.º 1: IV do composto 4

5.2 Dados físico-químicos do composto sintetizado 5

Composto 5

Molecular Formula	$C_{20}H_{14}N_3OCl$
Molecular Weight	347.80
IUPAC Name	2-Chloro-*N*-(3-cyano-4,6-diphenylpyridin-2-yl)acetamide
Appearance	White coloured solid
Recrystallization Solvent	Ethanol
Melting Point	172 °C
Percentage Yield (%)	64.13
R_f Value	0.72 [Chloroform: Methanol, 0.5:1]
IR Data (KBr, cm^{-1})	3464.15 (NH), 3302.13, 3132.740 (C-H aromatic),2206.57 (CN),1639.49 (C=O),1604.77 (C=C), 754.17 (C-Cl)
^{1}H NMR (CDCl$_3$) δ ppm	7.21 (s, 1H, Ar-H), 7.45-7.48 (m, 3H, Ar-H),7.49-7.54 (m, 3H, Ar-H), 7.62-7.65 (m, 2H, Ar-H),7.99-8.01 (m, 2H, Ar-H), 5.36 (s, 2H, CH$_2$)

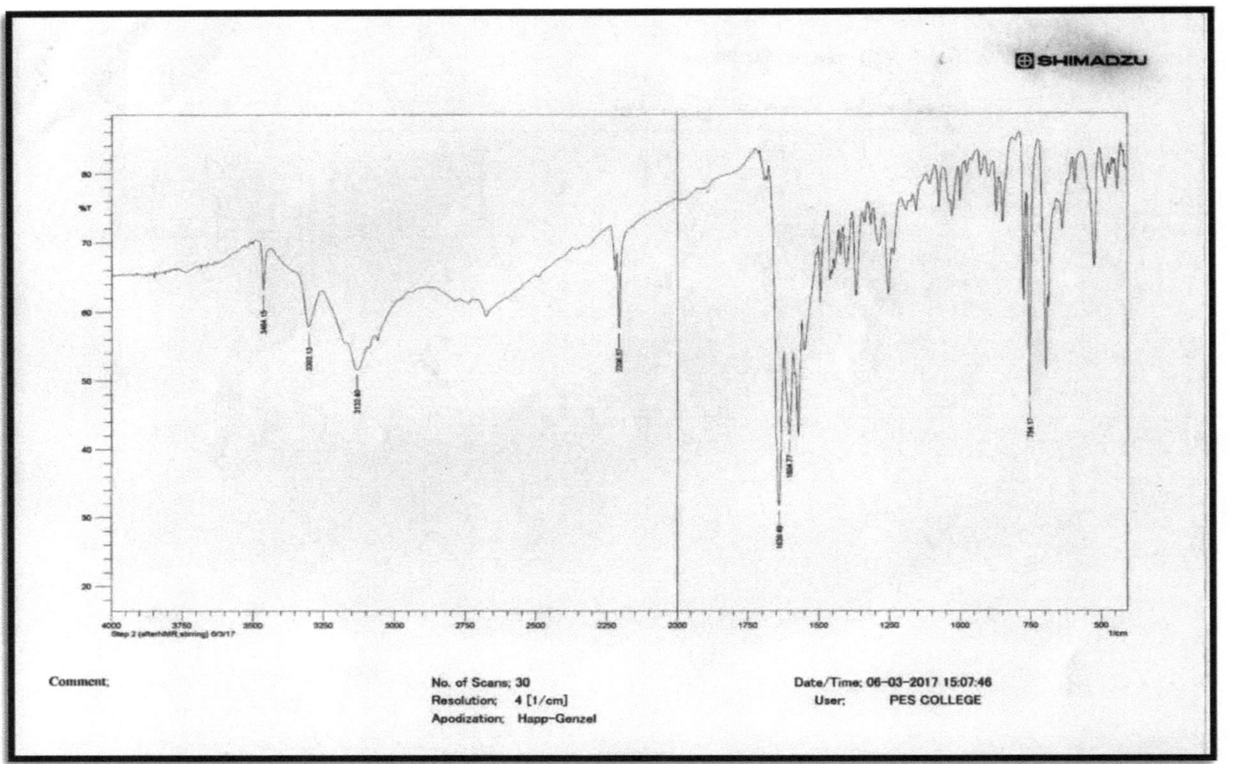

Espectro n.º 3: IV do composto 5

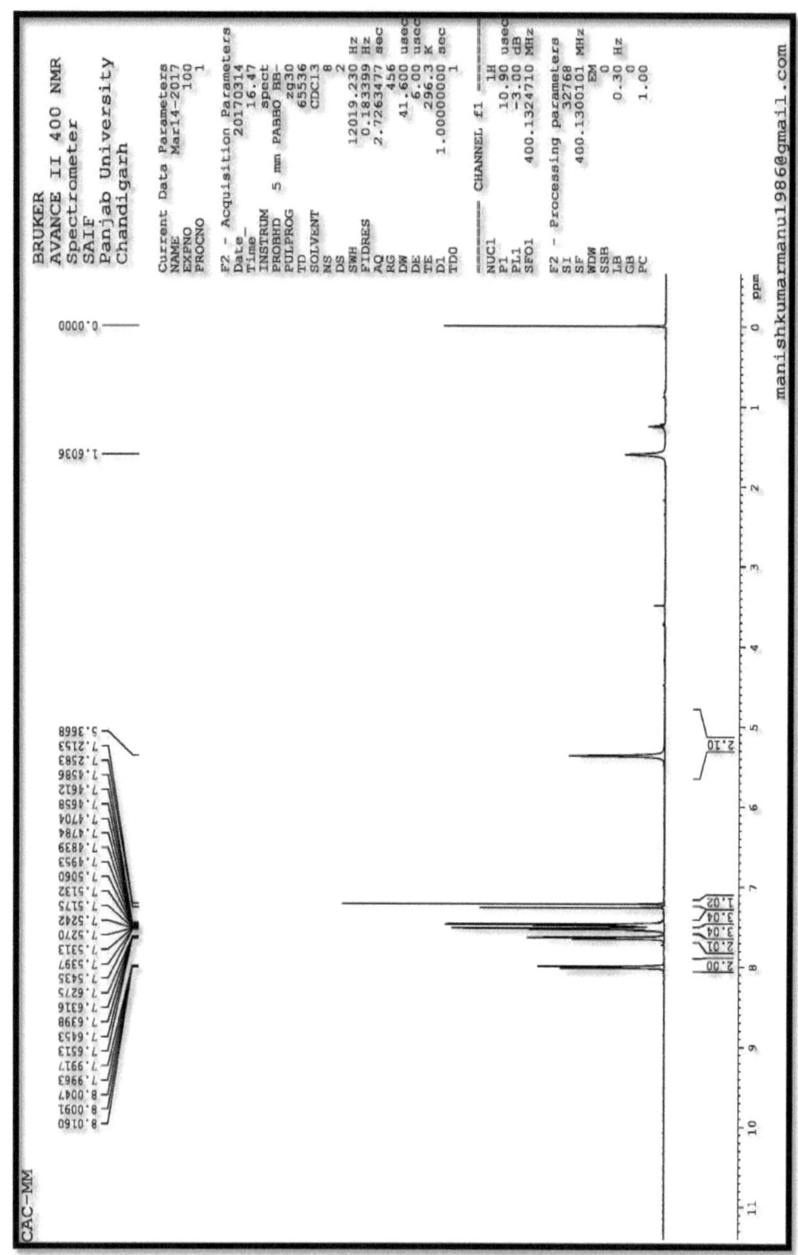

Espectro n.º 4: 1H NMR do composto 5

Dados físico-químicos dos compostos sintetizados (6a-j)

Composto 6a

Molecular Formula	$C_{24}H_{22}N_4O_2$
Molecular weight	398
IUPAC Name	*N*-(3-cyano-4,6-diphenylpyridin-2-yl)morpholine-4-carboxamide
Status	Amorphous
Colour	Greenish yellow
Recrystallization solvent	Ethanol
Melting point	103 °C
Percentage yield	56.12
R_f value	0.33 [Chloroform:Ethanol] [0.25:1]
IR Data (KBr, cm^{-1})	3462.22 (N-H), 3174.83 (C-H aromatic), 2206.57 (CN), 1639.49 (C=O amide)
^{1}H NMR (DMSO-d_6)	7.45-8.12 (m, 11H, Ar-H), 6.72 (s, 1H, NH), 3.67 (s, 2H, CH$_2$), 2.56-2.53 (t, 4H, CH$_2$), 2.14-2.13 (t, 4H, CH$_2$)
^{13}C NMR (DMSO-d_6)	182.20 (1C, C=O), 160.24 (1C, CN), 137.10-111.30 (13C, Ar-C) 88.33, 66.93, 62.57 (5C, CH$_2$)

Espectro n.º 5: IV do composto 6a

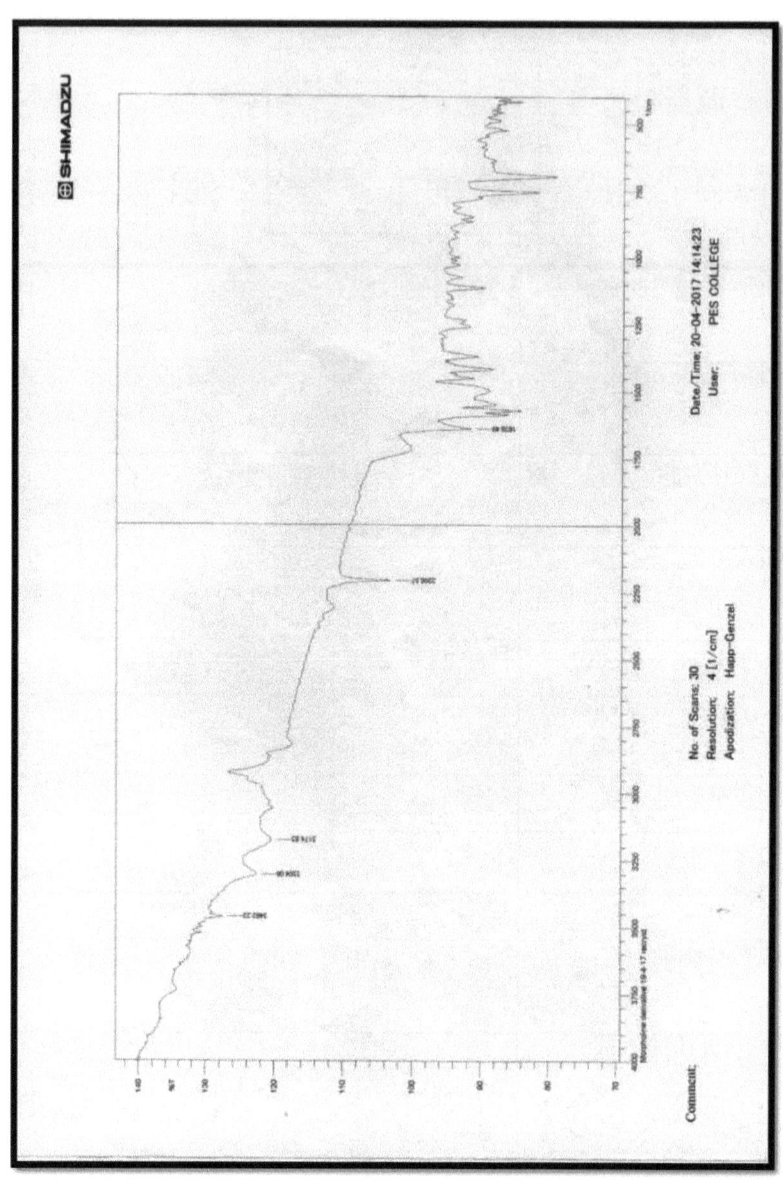

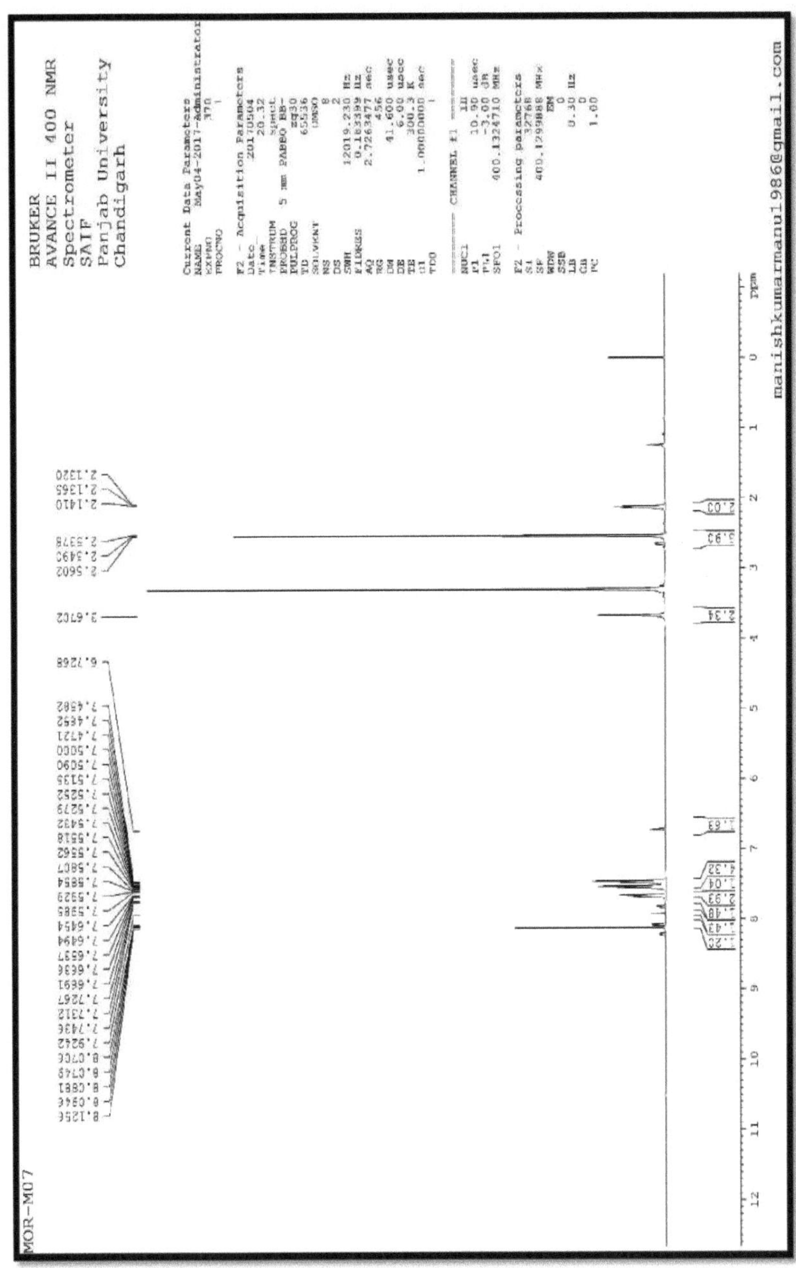

Espectro n.º 6:[1] H NMR do composto 6a

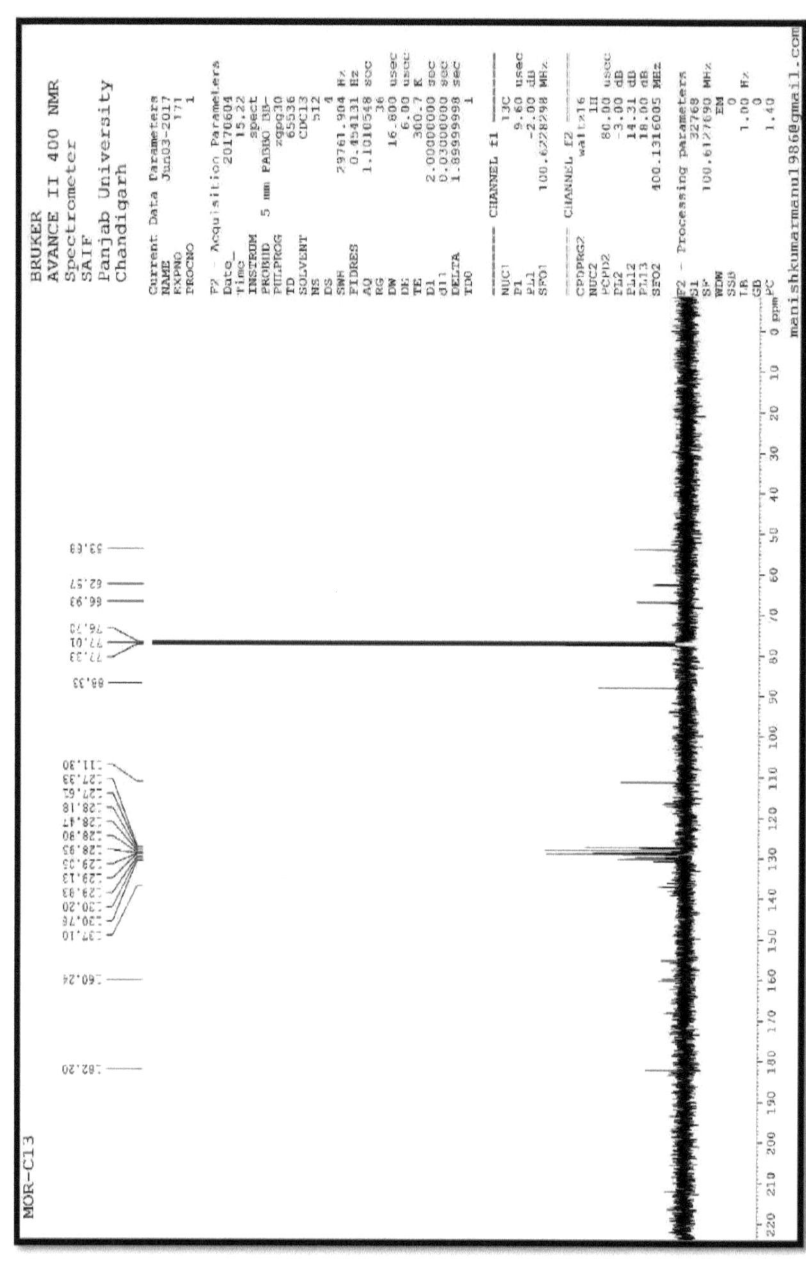

Espectro n.º 7: ^{13}C NMR do composto 6a

Composto 6b

Molecular Formula	$C_{24}H_{22}N_4O$
Molecular weight	382
IUPAC Name	*N*-(3-cyano-4,6-diphenylpyridin-2-yl)-2-(pyrrolidin-1-yl)acetamide
Status	Amorphous
Colour	Reddish brown
Recrystallization solvent	Ethanol
Melting point	124 °C
Percentage yield	54.08
R$_f$ value	0.32 [Chloroform:Ethanol] [0.5:2]
IR Data (KBr, cm^{-1})	3464.15 (N-H), 3178.69 (C-H aromatic), 2206.57 (CN), 1637.56 (C=O amide)
^{1}H NMR (DMSO-d_6)	7.20-8.12 (m, 11H, Ar-H), 6.72 (s, 1H, NH), 4.72 (s, 2H, CH$_2$), 2.54-2.52 (t, 4H, CH$_2$), 2.10 (t, 4H,CH$_2$)
^{13}C NMR (DMSO-d_6)	169.15 (1C, C=O), 160.24 (1C, CN), 137.96-127.33 (13C, Ar-C) 88.33, 66.93, 54.60 (5C, CH$_2$)

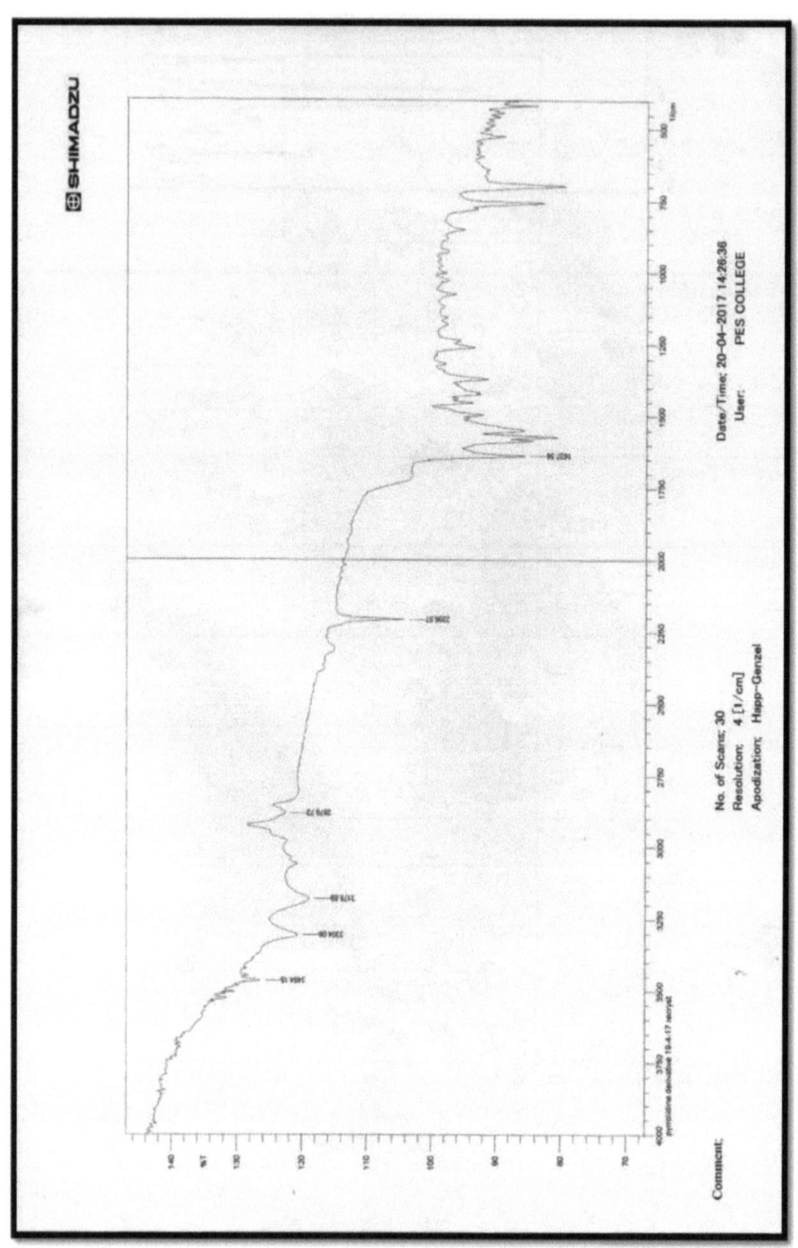

Espectro n.º 8: IV do composto 6b

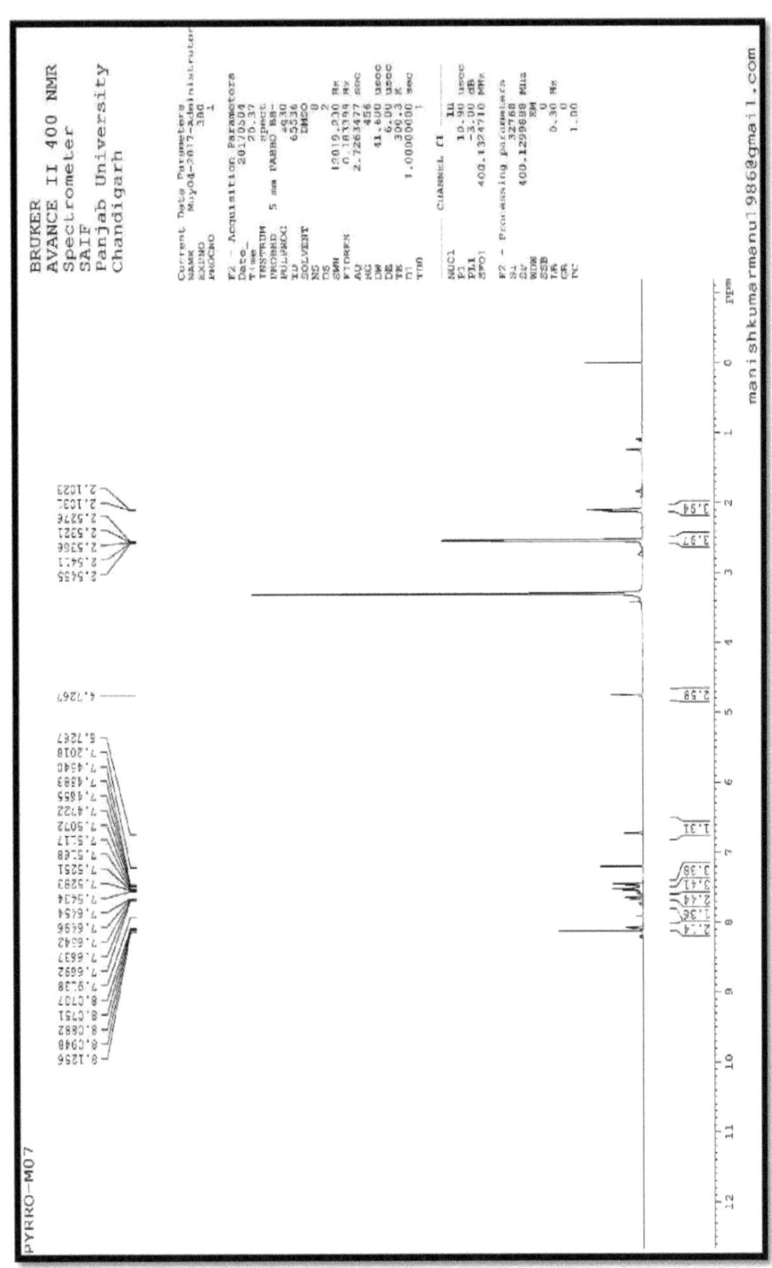

Espectro n.º 9: ^{1}H NMR do composto 6b

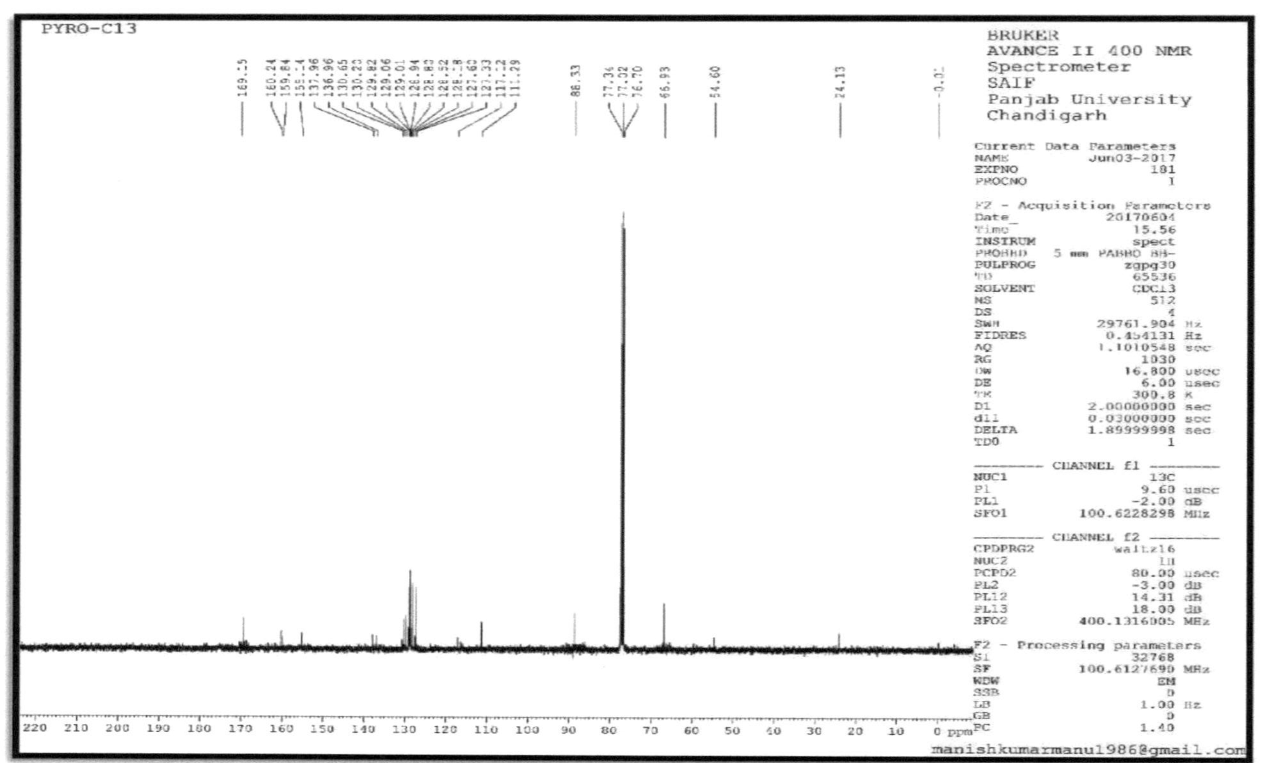

Espectro n.º 10: ^{13}C NMR do composto 6b

Composto 6c

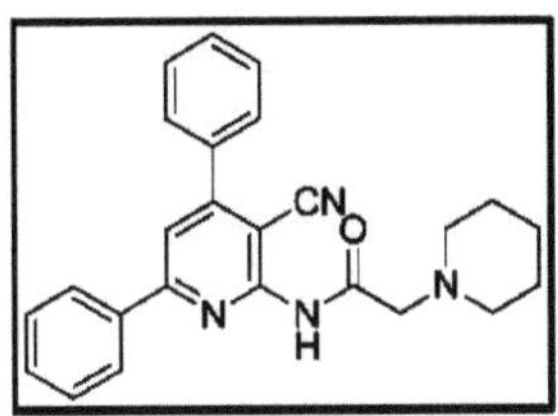

Molecular Formula	$C_{25}H_{24}N_4O$
Molecular weight	396
IUPAC Name	*N*-(3-cyano-4,6-diphenylpyridin-2-yl)-2-(piperidin-1-yl)acetamide
Status	Amorphous
Colour	Dark brown
Recrystallization solvent	Acetone
Melting point	145 °C
Percentage yield	62.5
R_f value	0.38 [Chloroform:Ethanol] [0.25:1]
IR Data (KBr, cm⁻¹)	3464.15 (N-H), 3176.76 (C-H aromatic), 2206.57 (CN), 1637.56 (C=O amide)
¹³C NMR (DMSO-*d₆*)	169.15 (1C, C=O), 160.25 (1C, CN), 137.97-127.34 (13C, Ar-C) 88.33, 62.98, 55.10, 26.11 (6C, CH₂)

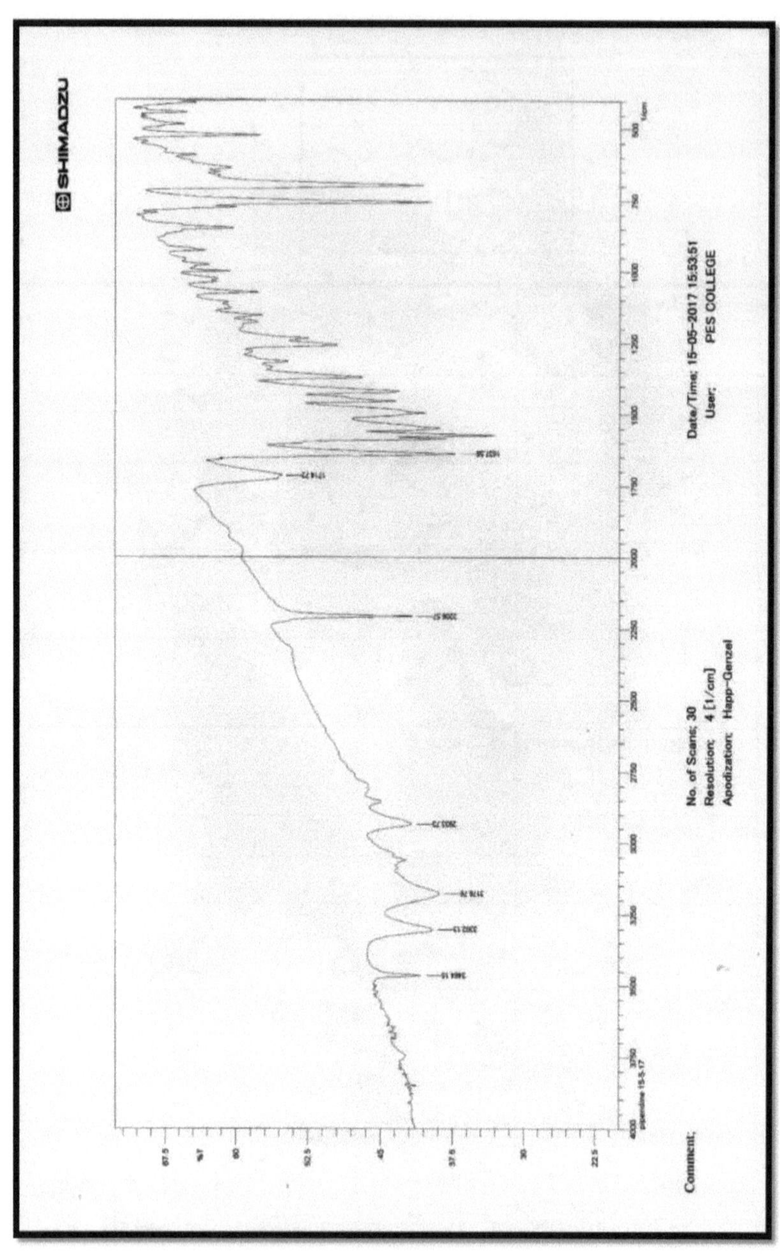

Espectro n.º 11: IV do composto 6c

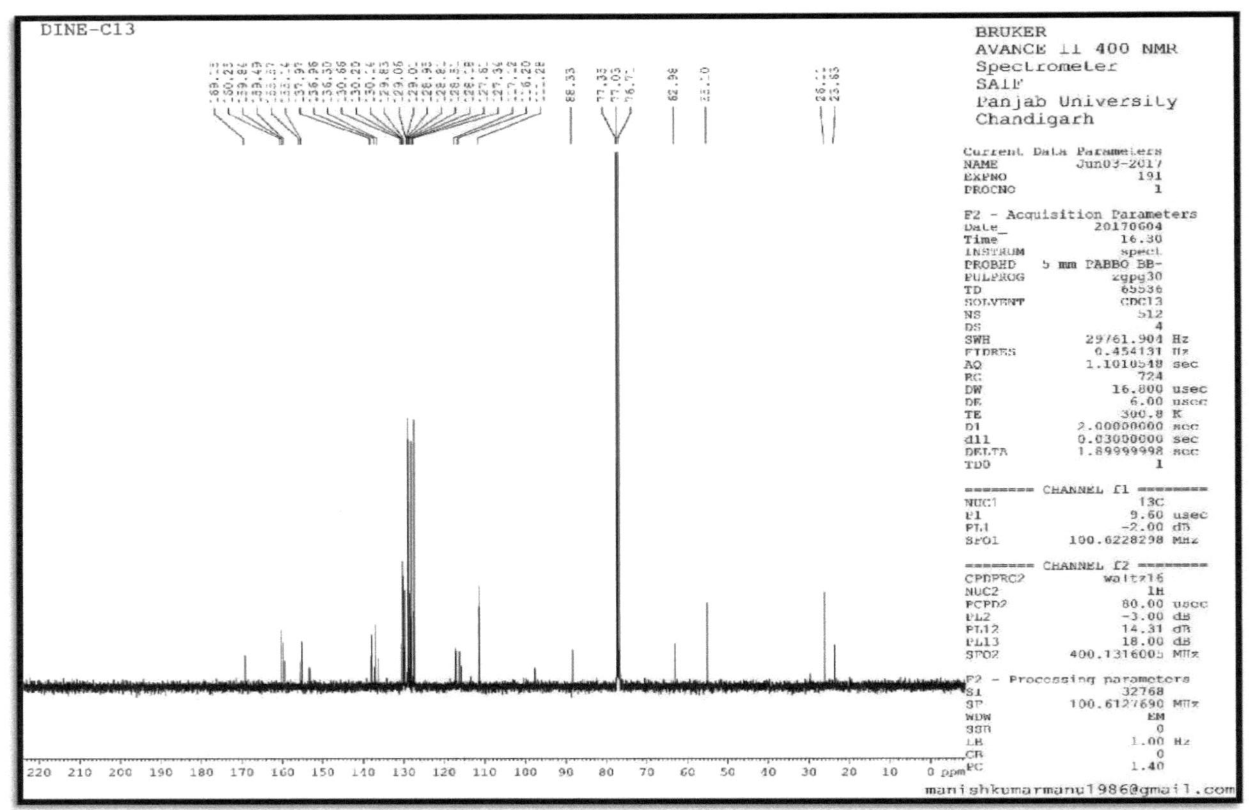

Espectro n.º 12:^{13} C NMR do composto 6c

Composto 6d

Molecular Formula	$C_{24}H_{23}N_5O$
Molecular weight	397
IUPAC Name	*N*-(3-cyano-4,6-diphenylpyridin-2-yl)-2-(piperazin-1-yl)acetamide
Status	Amorphous
Colour	Pale yellow
Recrystallization solvent	Acetone
Melting point	153 °C
Percentage yield	59.18
R_f value	0.61 [Chloroform: Ethanol] [0.5:1]
IR Data (KBr, cm^{-1})	3464.15,3304.06 (N-H), 3178.69 (C-H aromatic), 2206.57 (CN), 1637.56 (C=O amide)

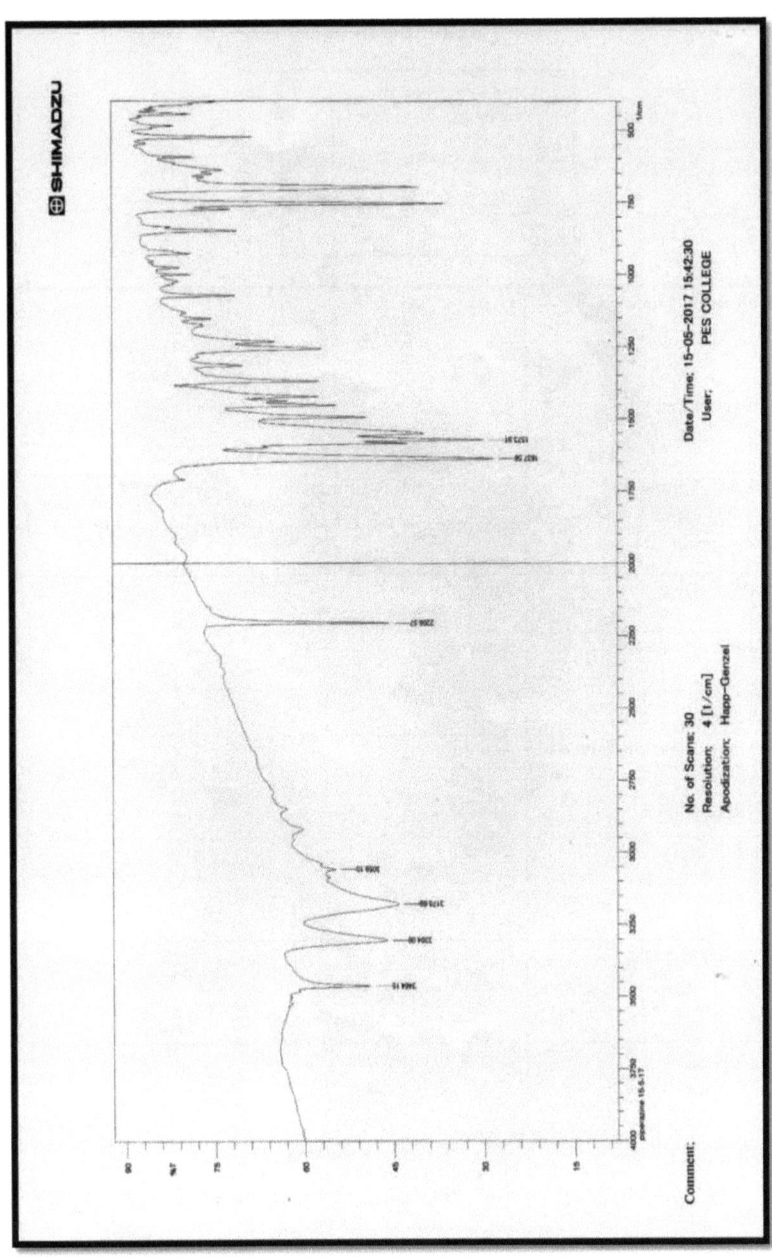

Espectro n.º 13: IV do composto 6d

Composto 6e

Molecular Formula	$C_{24}H_{17}N_5O_4$
Molecular weight	439
IUPAC Name	*N*-(3-cyano-4,6-diphenylpyridin-2-yl)-2-(2,4,6-trioxotetrahydropyrimidin-1-(2*H*)-yl)acetamide
Status	Amorphous
Colour	Brown
Recrystallization solvent	Acetone
Melting point	198 °C
Percentage yield	70.37
R_f value	0.83 [Chloroform:Ethanol] [0.25:1]
IR Data (KBr, cm^{-1})	3307.92 (N-H), 3184.48 (C-H aromatic), 2206.57 (CN), 1689.64(C=O), 1620.21 (C=O amide), 1371.39 (C-N)

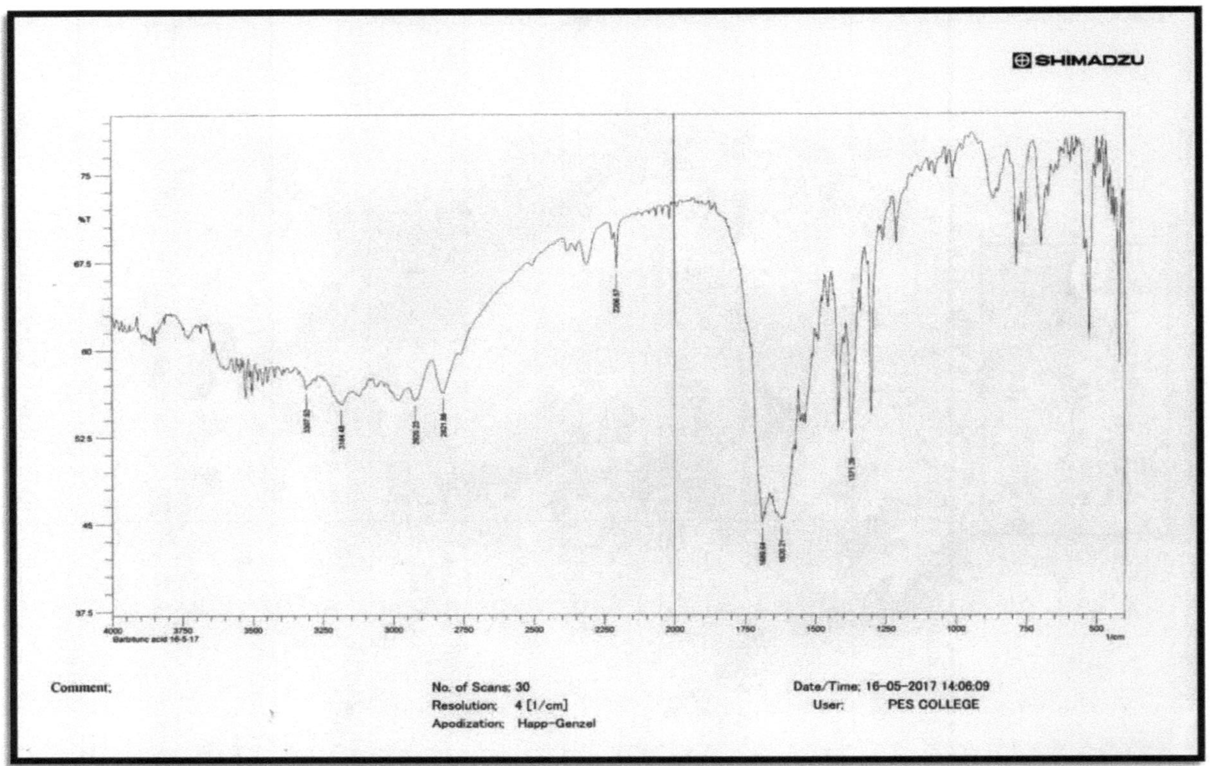

Espectro n.º 14: IV do composto 6e

Composto 6f

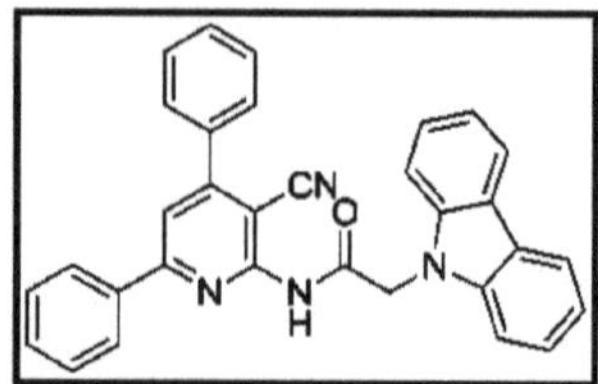

Molecular Formula	$C_{32}H_{22}N_4O$
Molecular weight	478
IUPAC Name	2-(9*H*-Carbazol-9-yl)- *N*-(3-cyano-4,6-diphenylpyridin-2-yl)acetamide
Status	Amorphous
Colour	Cream
Recrystallization solvent	Ethanol
Melting point	190 °C
Percentage yield	59.32
R_f value	0.61 [Chloroform: Ethanol] [0.25;1]
IR Data (KBr, cm^{-1})	3417.86 (N-H), 3176.76 (C-H aromatic), 2206.57 (C=N), 1637.56 (C=O amide), 1450.47 (C-N)

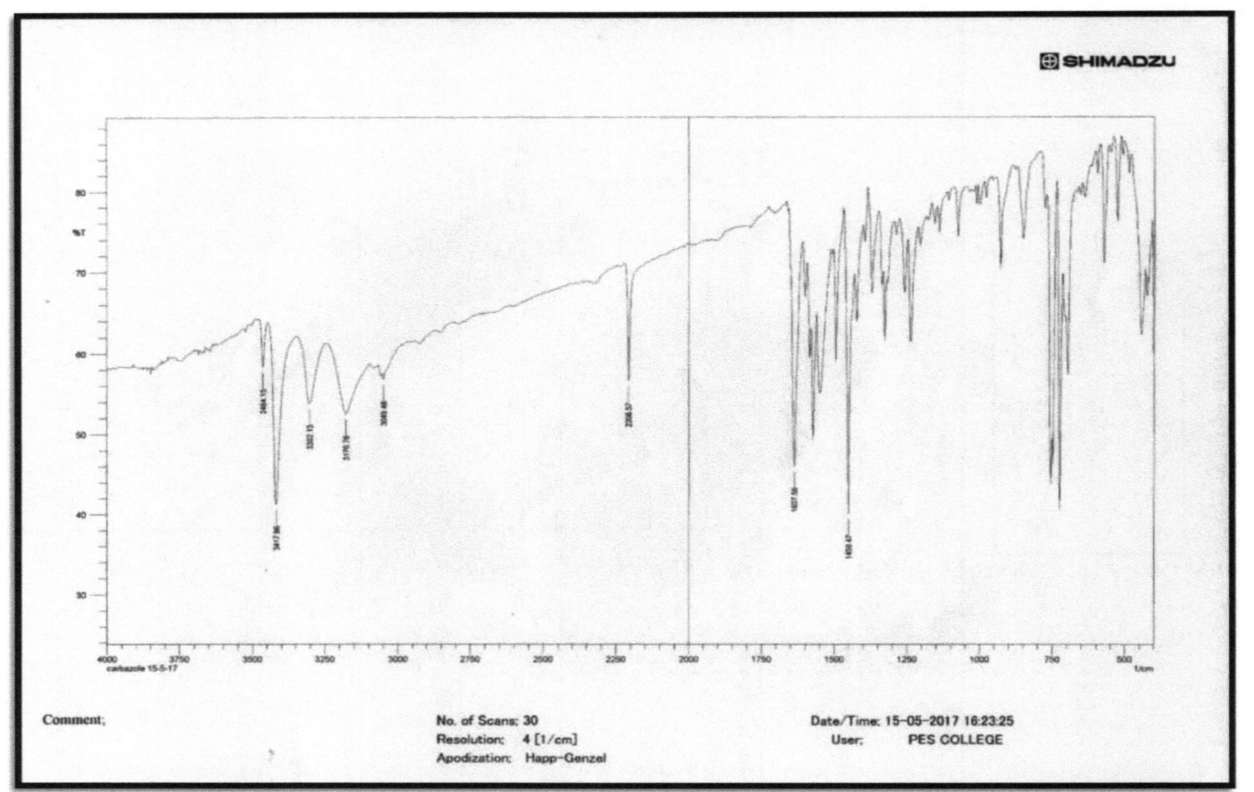

Espectro n.º 15: IV do composto 6f

Composto 6g

Molecular Formula	$C_{25}H_{25}N_5O$
Molecular weight	411
IUPAC Name	*N*-(3-cyano-4,6-diphenylpyridin-2-yl)-2-(4-methylpiperazin-1-yl)acetamide
Status	Amorphous
Colour	Light brown
Recrystallization solvent	Acetone
Melting point	158 °C
Percentage yield	64
R$_f$ value	0.75 [Chloroform: Ethanol] [0.5:1]
IR Data (KBr, cm^{-1})	3464.15 (N-H), 3178.69 (C-H aromatic), 2922.16 (CH$_3$), 2206.57 (CN), 1637.56 (C=O amide)

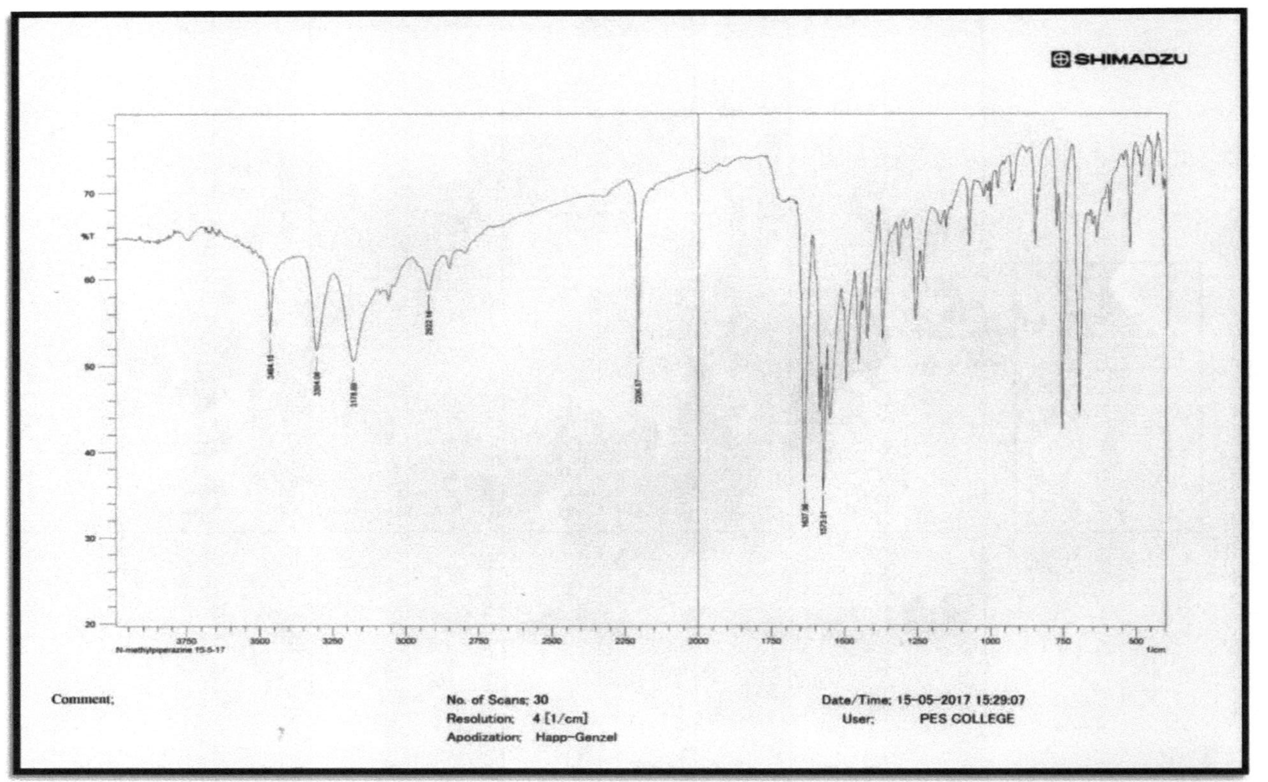

Espectro n.º 16: IV do composto 6g

Composto 6h

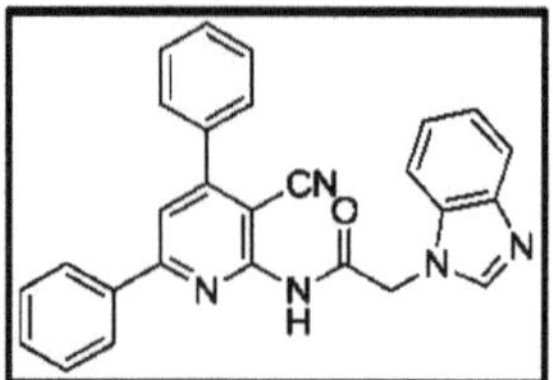

Molecular Formula	$C_{27}H_{19}N_5O$
Molecular weight	429
IUPAC Name	2-(1H-Benzo[d]imidazol-1-yl)-N-(3-cyano-4,6-diphenylpyridin-2-yl)acetamide
Status	Amorphous
Colour	Off white
Recrystallization solvent	Ethanol
Melting point	149 °C
Percentage yield	66.03
R$_f$ value	0.70 [Chloroform: Ethanol] [0.25:1]
IR Data (KBr, cm^{-1})	3464.15 (N-H), 3176.76 (C-H aromatic), 2206.57 (CN), 1637.56 (C=O amide), 1573.91 (C=N)

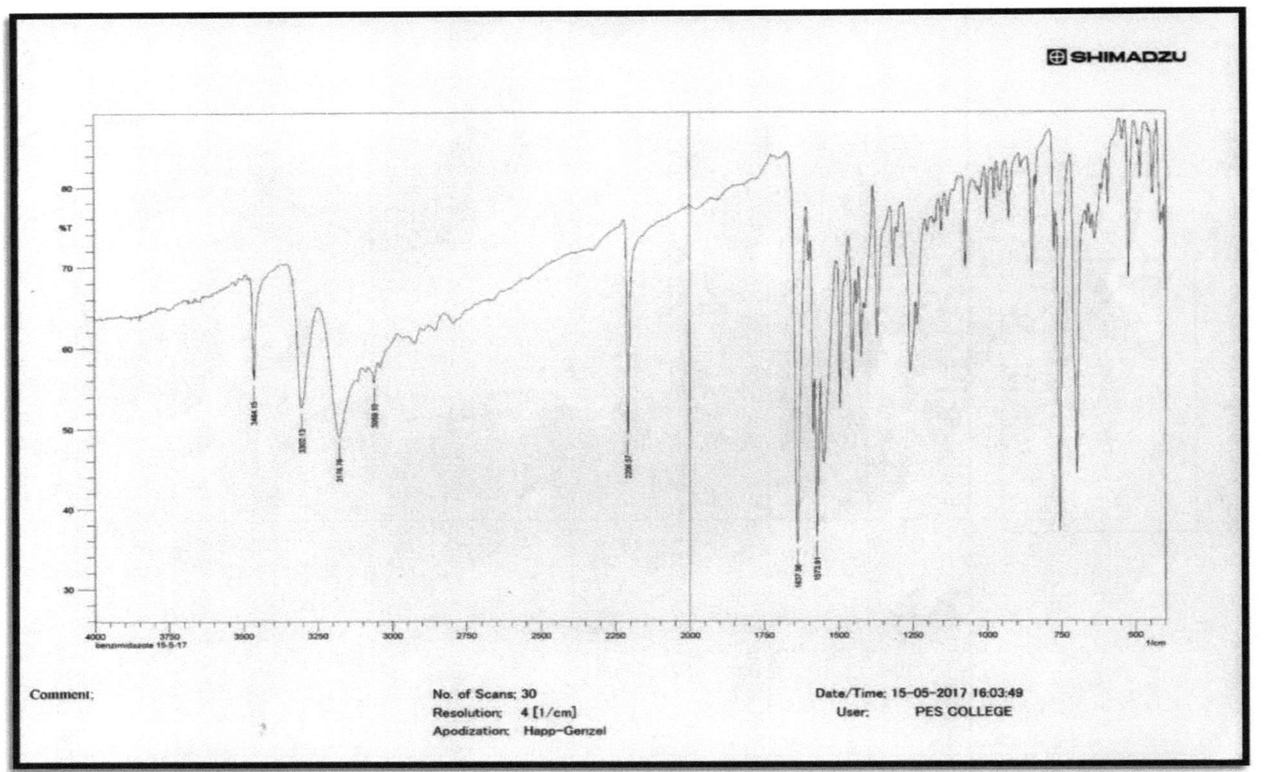

Espectro n.º 17: IV do composto 6h

Composto 6i

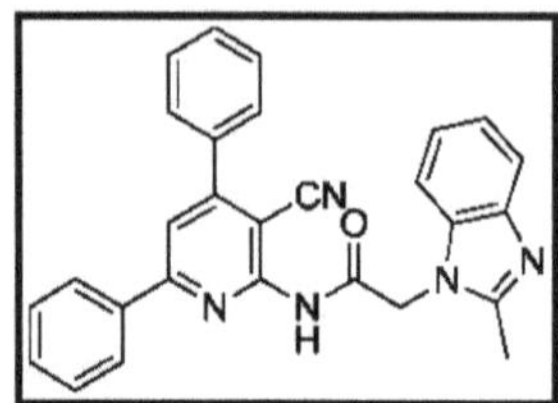

Molecular Formula	$C_{28}H_{21}N_5O$
Molecular weight	443
IUPAC Name	*N*-(3-cyano-4,6-diphenylpyridin-2-yl)-2-(2-methyl-1*H*-benzo[*d*]imidazol-1-yl)acetamide
Status	Amorphous
Colour	Dark brown
Recrystallization solvent	Acetone
Melting point	204 °C
Percentage yield	66.6
R$_f$ value	0.28 [Chloroform: Ethanol] [0.5:1]
IR Data (KBr, cm^{-1})	3307.92 (N-H), 3178.69 (C-H aromatic), 2206.57 (CN), 1639.49 (C=O amide), 1415.75 (C-H,CH$_3$)

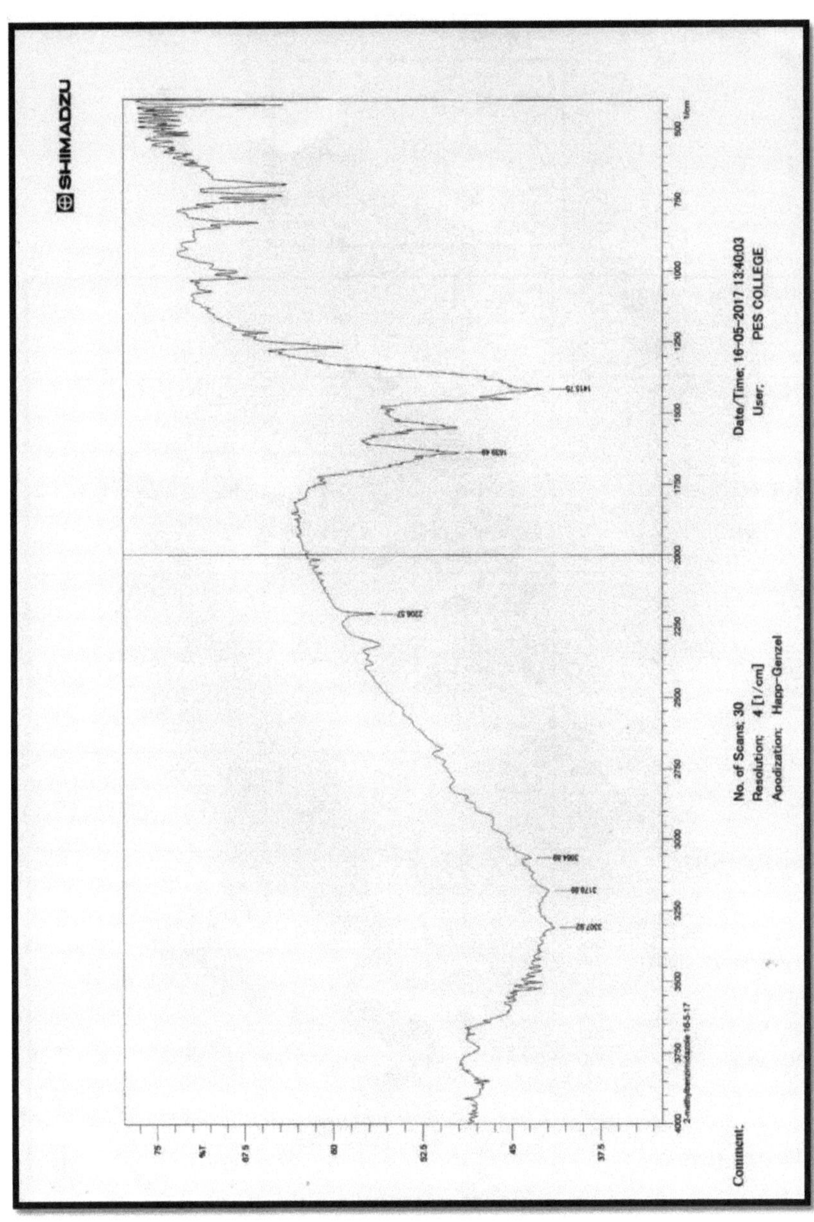

Espectro n.º 18: IV do composto 6i

Composto 6j

Molecular Formula	$C_{26}H_{18}N_6O$
Molecular weight	430
IUPAC Name	2-(1*H*-Benzo[*d*][1,2,3]-triazol-1-yl)-*N*-(3-cyano-4,6-diphenylpyridin-2-yl)acetamide
Status	Amorphous
Colour	Greenish black
Recrystallization solvent	Acetone
Melting point	136 °C
Percentage yield	73.5
R_f value	0.66 [Chloroform:Ethanol] [0.25:1]
IR Data (KBr, cm^{-1})	3307.92 (N-H), 3184.48 (C-H aromatic), 2206.57 (CN), 1639.49 (C=O amide), 1130.29 (C-N)

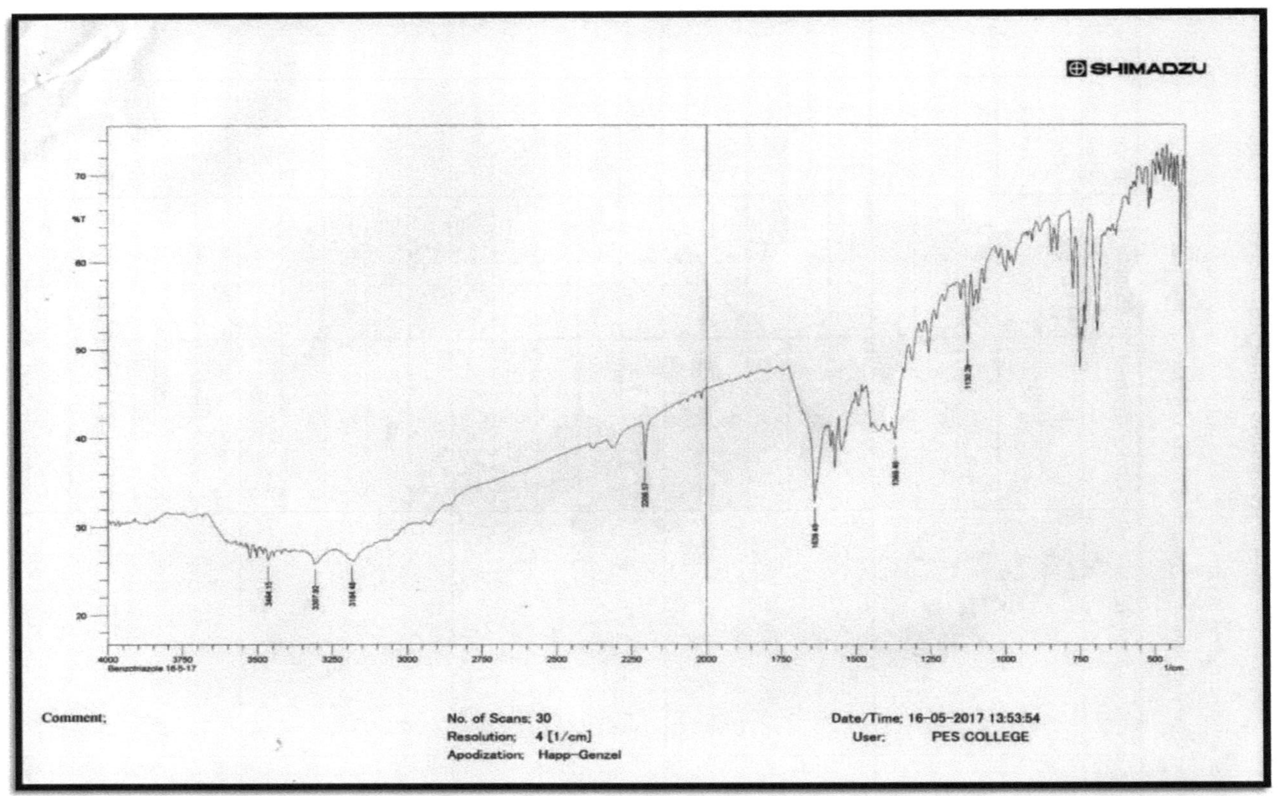

Espectro n.º 19: IV do composto 6j

Avaliação biológica:

Actividades anticancerígenas in vitro de derivados de piridina pelo método de ensaio MTT.

Tabela No.2: Atividade anticancerígena in vitro dos derivados de piridina.

Sr. No.	Sample	Concentration	Absorbance (nm)	Results as observed	IC$_{50}$ (µg)
1.	6a	10	1.099	No lysis	
		20	1.026	No lysis	
		25	0.981	No lysis	
		30	0.861	<50% lysis	
		50	0.683	<50% lysis	
2.	6b	10	1.132	No lysis	
		20	0.853	<50% lysis	
		25	0.839	<50% lysis	
		30	0.665	<50% lysis	
		50	0.507	<50% lysis	
3.	6c	10	0.986	No lysis	
		20	0.788	<50% lysis	
		25	0.775	<50% lysis	
		30	0.693	<50% lysis	
		50	0.533	<50% lysis	
4.	6d	10	0.499	50% lysis	10 µg
		20	0.359	> 50% lysis	
		25	0.345	> 50% lysis	
		30	0.340	> 50% lysis	
		50	0.321	> 50% lysis	
5.	6e	10	0.674	<50% lysis	30 µg
		20	0.594	<50% lysis	
		25	0.557	<50% lysis	
		30	0.463	50% lysis	
		50	0.455	> 50% lysis	
6.	control	00	0.984	No lysis	

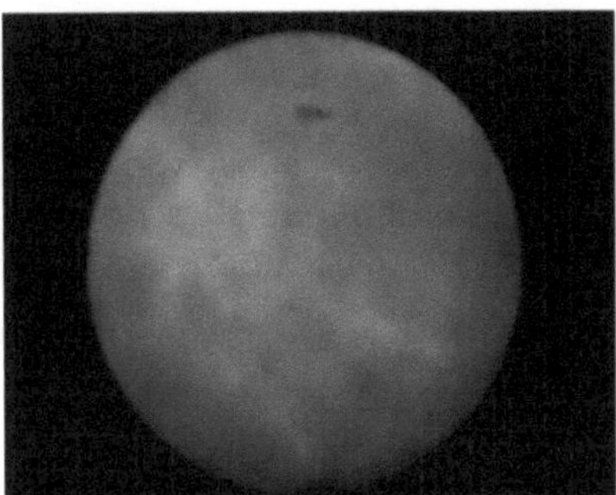

Figura 2: Placa de cancro composto 6d (10 gg)

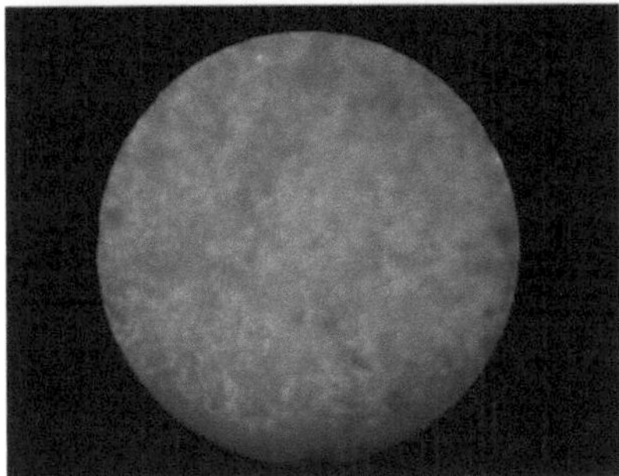

Figura 3: Placa de cancro composto 6e (30 gg)

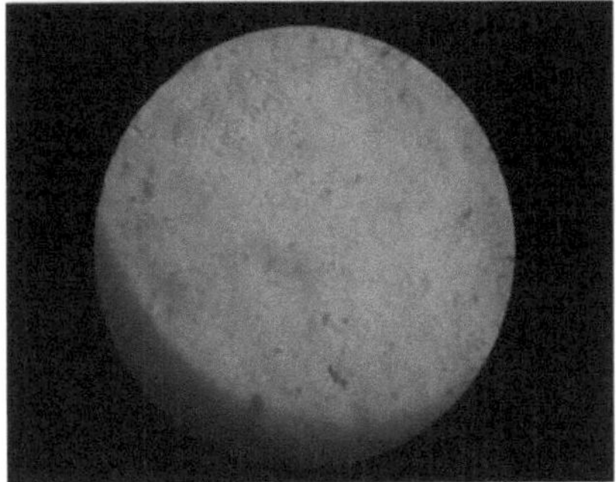

Figura 4: Controlo da placa de cancro

6. Discussão

Neste trabalho, foram sintetizados dez novos derivados, como se mostra no Esquema 1. O primeiro passo envolve a síntese de difenilpiridina-3-carbonitrilo pela reação de benzaldeído, acetofenona com malononitrilo na presença de acetato de amónio. A segunda etapa envolve a ligação da cadeia lateral de cloroacetilo. Na etapa final, foram obtidos dez novos derivados pela reação do cloro presente como grupo cloroacetilo na segunda posição da piridina com diferentes compostos heterocíclicos contendo azoto.

6.1   Mecanismo e confirmação espetral

Etapa 1: Síntese do 4,6-dipehylpyridin-3-carbonitrilo

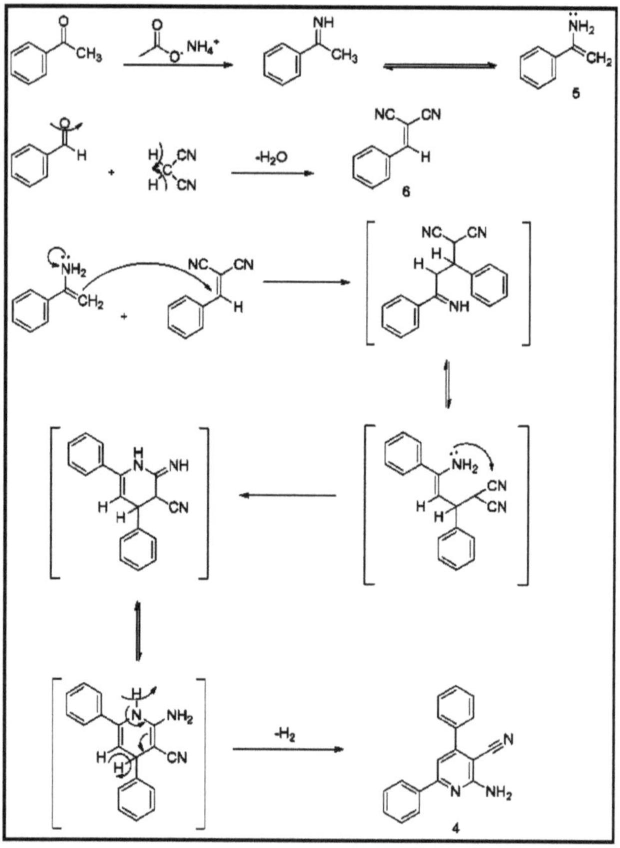

A reação ocorre através da formação da imina a partir do aldeído e do acetato de amónio, a imina reage com o arilidenemalononitrilo, formado pela condensação do benzaldeído com o malononitrilo, seguido de cicloadição, isomerização e aromatização para obter o 2-amino-4,6- difenilpiridina-3-carbonitrilo 4.

O espetro de IV do composto 4 mostrou absorção a 3464,15 cm^{-1} (estiramento N-H assimétrico) para NH2, 3176,76 cm^{-1} para C-H aromático, 2206,57 cm^{-1} para CN. Os espectros[1] H NMR do composto 4 mostram que os multipletos a δ 7,20-8,00 ppm apareceram para os protões aromáticos e um singleto a 85,41 ppm apareceu para o grupo amino primário.

Etapa 2: Síntese da 2-cloro-N-(3-cyano-4,6-diphenylpyridin-2-yl)acetamida

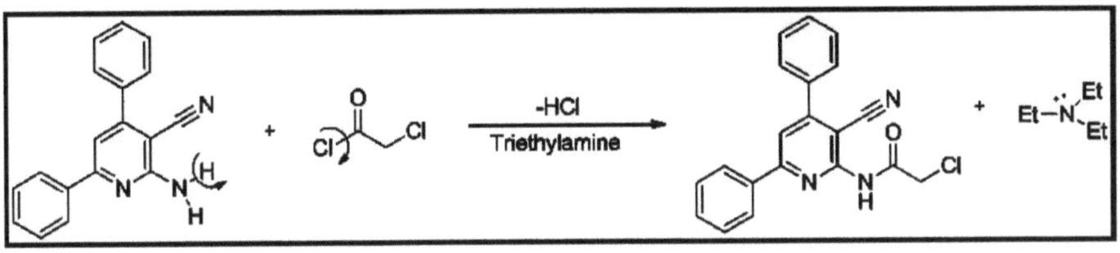

A difenilpiridina-3-crabonitrilo reage com cloreto de cloroacetilo. O cloro próximo do grupo carbonilo, sendo de natureza mais ácida, absorve um hidrogénio da amina e elimina uma molécula de HCl, resultando na formação de 2-cloro-N-(3-cyano-4,6- diphenylpyridin-2-yl)acetamide em presença de trietilamina. Como o HCl formado pode quebrar a ligação entre o azoto e o grupo carbonilo, a trietilamina, sendo uma base fraca, reagirá com o HCl e formará um sal.

O espetro de IV do composto 2-cloro-N-(3-cyano-4,6-diphenylpyridin-2-yl)acetamide 5 mostrou absorção a 3464,15 cm^{-1} (estiramento N-H assimétrico) para NH2, 3176,76 cm^{-1} para C-H aromático, 2206,57 cm^{-1} para CN, 1639,49 cm^{-1} para C=O e 754,17 cm^{-1} para C-Cl. Os espectros de RMN de[1] H do composto 5 mostraram que os multipletos a δ 7,21-8,10 ppm apareceram para os protões aromáticos e um singleto a δ5,36 ppm apareceu para o grupo amino secundário.

Etapa 3: Síntese dos derivados de piridina

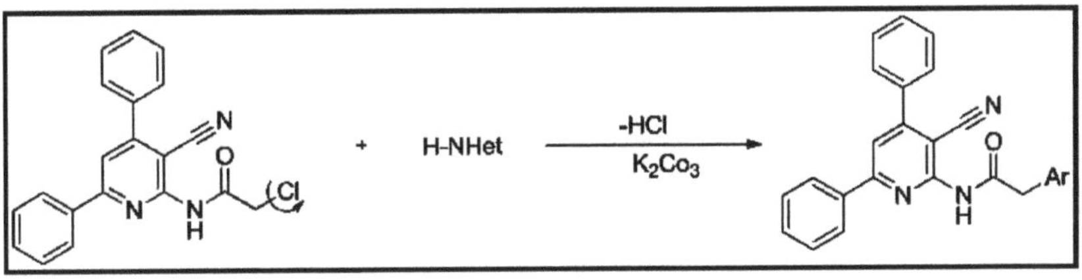

A 2-cloro-N-(3-cyano-4,6-diphenylpyridin-2-yl)acetamida reage com diferentes compostos heterocíclicos contendo azoto. O cloro presente na cadeia lateral absorverá um hidrogénio da amina e eliminará uma molécula de HCl, resultando na formação de derivados de piridina da série 6a-j na presença de K2CO3.

Todos os derivados de piridina sintetizados foram caracterizados pelas suas propriedades físicas e dados espectrais. A pureza e a homogeneidade dos compostos sintetizados foram confirmadas por TLC. A análise espetral (IR,[1] H NMR,[13] C NMR) dos compostos suportou adequadamente as estruturas dos compostos. A formação dos compostos na etapa 1, etapa 2 e etapa 3 foi confirmada por testes químicos e determinação do ponto de fusão.

O espetro de infravermelhos do composto **6a-j** apresenta absorção a 3304,06-3464,15 cm^{-1} (estiramento N-H assimétrico) para NH2, 2206,57 cm^{-1} para CN, 3132,74-3184,48 cm^{-1} para C-H aromático, 1637,56 cm^{-1} para C=O e banda de ausência para cloro a 754,17 cm^{-1} . Os espectros de RMN de[1] H do composto **6a-c** mostraram os multipletos a d 7,45-8,12 ppm para protões aromáticos e um singleto a 6,72 ppm para o protão da amina, um singleto a 3,67 e 4,72 ppm para CH2. Os espectros de RMN de[13] C do composto **6a-c mostraram que o valor δ a 182,20-169,15** representa a presença de **C=O, o valor δ a 160,24** representa a presença de CN, **o valor δ a** 111,30-137,97 representa a **presença de carbonos aromáticos, o valor δ a 88,33, 66,93-26,11 representa a presença de** picos **CH2.**

6.4 Estudo biológico

Atividade anticancerígena

Entre os dez compostos sintetizados, cinco compostos foram avaliados quanto à sua atividade anticancerígena **in vitro** contra a linha de células MDA-MB do adenocarcinoma da glândula mamária humana. A atividade anticancerígena **in vitro** baseou-se no método do ensaio MTT. Entre os compostos testados, o composto **6d** mostrou 50 % de lise a 10 pg, enquanto o composto **6e** mostrou 50 % de lise a 30 pg e os compostos **6a, 6b** e **6c** não mostraram lise.

CONCLUSÃO

Dez derivados de piridina foram sintetizados em três etapas e confirmados por dados espectrais de IR e NMR. Outros cinco compostos sintetizados foram avaliados quanto à sua atividade anticancerígena **in vitro** contra a linha celular MCF-7.

O composto **6a** com morfolina substituída na cadeia lateral de cloroacetilo não mostrou lise a 10, 20, 25, 30 e 50 μg de concentração.

O composto **6b** com pirrolidina substituída na cadeia lateral de cloroacetilo não mostrou lise a 10, 20, 25, 30 e 50 μg de concentração.

O composto **6c** com piperidina substituída na cadeia lateral de cloroacetilo não mostrou lise a 10, 20, 25, 30 e 50 μg de concentração.

O composto **6d** com piperazina substituída na cadeia lateral de cloroacetilo apresentou 50 % de lise a uma concentração de 10 μg.

O composto **6e** com ácido barbitúrico substituído na cadeia lateral de cloroacetilo apresentou 50 % de lise a uma concentração de 30 μg.

A partir dos resultados, concluímos que o composto **6d** é o mais ativo com 50% de lise a IC$_{50}$ 10 μg. O composto **6e** é moderadamente ativo com 50 % de lise a IC50 30 Lg.

Bibliografia

1. **Lemke TL, Williams DA, Roche VF, Zito SW. Princípios de** Química **Medicinal de Foye.** 6th Ed. Estados Unidos da América: Lippincott Williams and Wilkins: 2008

2. Rang H. P, Henderson G, Ritter J. M. **Rang & Dale's Pharmacology 8**[th] Ed. Churchill Livingstone Publishers; 2015.

3. Walker R, Whittlesea C. Clinical Pharmacy and Therapeutics 4th Ed. Churchill Livingstone Publishers; 2007.

4. I.Craig Henderson MD. Breast Cancer: Fundamentals of Evidence-Based Disease Management (Fundamentos da Gestão da Doença Baseada em Evidências). OUP USA Publishers; 2015.

5. Johnson MD. Human Biology Concepts and Current Issues. 3rd Ed. Pearson Benjamin Cummings; 2006.

6. http://en. Wikipedia.org/wiki/Breast cancer acedido em 12/05/2017.

7. http://www.cancer.org> cancer> about acedido em 12/05/2017.

8. http://www.medicinenet.com/breast tipos de cancro acedido em 13/05/2017.

9. http://www.cancer.org/cancer/cancer causes/other carcinogens accessed on 12/05/2017.

10. http://ihealthexpertise.com/how-to-recognize-early-signs-of-breast-cancer/ acedido em 15/05/2017

11. Elisa Port, médica. The New Generation Breast Cancer book Ballantine Books Publishers; 2015.

12. http://www.medical news today.com/info/cancer-oncolgy/breast cancer stages acedido em 15/05/2017

13. Bland K. I, Klimberg V. S. Master TechniuesIn General Surgery: Cirurgia da mama (Master Techniques in Surgery). Lippincott Williams & Wilkins Publishers; 2010.

14. http://www.breastcancer.org/treatment acedido em 17/05/2017

15. K D Tripathi. Essentials of Medical Pharmacology 7th Ed. New Delhi. Jaypee Brothers Medical Publishers; 2013.

16. http://en. Wikipedia.org/wiki/Breast_cancer_management acedido em 17/05/2017.

17. KD Tripathi Pharmacological Classification of Drugs with doses and preparations 5th Ed. New Delhi. Jaypee Brothers Medical Publishers; 2014

18. http://www.cancer.gov/types/breast/patient/breast-prevention-pdq#section/_12 acedido em 18/05/2017

19. http://www.breastcancer.org/symptoms/types/male-bc acedido em 18/05/2017.

20. Eissa I. H, El-Naggar A. M, El-Hashash M. A. Conceção, síntese, modelação molecular e avaliação biológica de novos derivados de **1H-pirazolo**[3,4-b]piridina como potenciais agentes anticancerígenos. Bioorganic Chemistry. 2016; 67:43-56.

21. El-borai M. A, Rizk H. F, Abd-Aal M. F, El-Deeb I. Y. Síntese de pirazolo[3,**4-b**]piridinas sob irradiação de micro-ondas em reacções multicomponentes e respectivas actividades antitumorais e antimicrobianas - Parte 1. European Journal of Chemistry. 2012; 48: 92-96.

22. Ghorab M. M, Alsaid M, Ragab F. A. Novas quinolinas com motivos de piridina, tienopiridina, isoquinolina, tiazolidina, tiazol e tiofeno como potenciais agentes anticancerígenos. Ata Pharm. 2016; 66: 155-171.

23. Ali K. A, Abd-Elzaher M. M, Mahmoud K. Síntese e propriedades anticancerígenas de complexos de prata (I) contendo derivados de 2,6-Bis (substituídos) piridina. Jornal Internacional de Med. Chem. Hindawi Publishing Corporation. 2013; http://dx.doi.org/10.1155/2013/256836

24. Kirwen E. M, Batra T, Trivedi P. 2,**3-Diaril-3H-imidazo**[4,5-b]derivados de piridina como potenciais agentes anticancerígenos e anti-inflamatórios. Ata Pharmaceutica Sinica B. 2017; 7(1): 73-79

25. Jiang Y, ZhangKe, Gao S, Wang G. Descoberta de potentes inibidores de c-MET com novos andaimes com diferentes grupos de cabeça de quinazolina, piridina e tetrahidro-piridotienopirimidina. Molecules Journal. 2016;doi:10.3390/molecules21050612

26. Al-Sanea M. M, Ahmed E, Ahmed Z. Síntese e rastreio **in vitro** de derivados de fenilbipiridinilpirazol como potenciais agentes antiproliferativos. Molecules Journal. 2015; 20: 1031-1045.

27. Wang D, Chen Fan, Shun Yao, Hang Song. Síntese eficiente e suave de um pote (**E**)-8'-arilideno- 5',6',7',8'-

tetrahidrospiro[oxindole-3,4'-pyrano[3,2-c]pyridin] derivados com potencial atividade antitumoral. Arabian Journal of Chemistry. 2015; http://dx.doi.org/10.1016/j.arabjc.2014.12.003

28. QifeiXu, Chuochen, Gaoyun Hu. Síntese, avaliação biológica preliminar e estudo 3D-QSAR de novos derivados 1,5-dissubstituídos-2(**1H**)-piridona como potenciais agentes anti-cancro do pulmão. Arabian Journal of Chemistry. 2016; 9: 721-735.

29. Abdel-latif E, Abdel-fattah S, Gaffer H. E, Etman H. A. Síntese e atividade antitumoral de alguns novos derivados de pirazolo[3,4-d]pirimidina-3-carbonitrilo e pirazolo[3,**4-d**]piridina-3-carbonitrilo. Egyptian Journal of Basic and Applied Science. 2016; 3: 118-124.

30. Ziarani G. M, Nasab N. H, Rahimifard M. Síntese one-pot de derivados de pirido[2,**3-d**]pirimidina utilizando SBA-15 funcionalizado com ácido sulfónico e o estudo das suas actividades antimicrobianas. Jornal da Sociedade Saudita de Química. 2015; 19: 676-681.

31. Sheikhhosseini E, Farrokhi E, Bigdeli M. A. Síntese de novos derivados **de** tetrahidroquinolina **a partir de a,a'-bis** (benzilideno substituído) cicloalcanonas. Jornal da Sociedade Saudita de Química. 2016; 20: S227-S230.

32. Ghomi J. S, Ghasemazadeh M. A, Mehrabi M. Síntese multicomponente de piridinas altamente substituídas em meio aquoso-etanol catalisada por nanopartículas de óxido de cálcio numa só etapa. ScientiaIrancia. 2013; 20(3): 549-554.

33. Sudhan P. N, Ghashang M, Mansoor S. S. Ácido **ftalimida-N-sulfónico** como organocatalisador reciclável para uma síntese eficiente e ecológica de derivados 2-(**2-oxo-2H-cromen-3-il**)-4-aril-indeno[1,2-**b**]piridina-5-ona. Jornal da Sociedade Saudita de Química. 2015;http://dx.doi.org/10.1016/j.jscs.2015.09.005

34. Taha M, Alkadi K. A. A, Ismail N. H. Potencial antiglicação e antioxidante de novas imidazo[4,5-**b**]piridina benzohidrazonas. Arabian Journal of Chemistry. 2015; http://dx.doi.org/ 10.1016/j. arabjc.2015.08.004

35. Mansoor S. S, Aswin K, Logaiya K, Sudhan S.P.N. Síntese mediada por água de acridinedionas com ácido sulfúrico reutilizável suportado em sílica como catalisador eficiente. Jornal da Universidade de Taibah para a Ciência. 2014; 8: 265-275.

36. Mansoor S. S, Aswin K, Logaiya K, Sudhan S.P.N. Ácido trissulfónico de melamina como um catalisador eficiente para a síntese de derivados de 2,6-dimetil-4-substituídos-1,4-dihidropiridina-3,5-dietil/dimetilcarboxilato através da reação de Hantzsch em condições sem solventes. Jornal da Universidade Rei Saud - Ciência. 2013; 25: 191-199.

37. Hussain A. M, Mansoor S. S, Aswin K, Sudhan S.P.N. Triflato de pentafluorofenilamónio: Um organocatalisador eficaz e reutilizável para a preparação num único local de derivados de 2,4-diaril-5H-indeno[1,2- **b**]piridina-5-ona. Jornal da Universidade Rei Saud - Ciência. 2014; 26: 213-221.

38. Mansoor S. S, Aswin K, Logaiya K, Sudhan S.P.N. O nitrato de bismuto é um catalisador reciclável eficaz para a síntese multi-componente de derivados de 1,4-dihidropiridina através da reação Hantzsch assimétrica. Jornal da Sociedade Saudita de Química. 2012;http://dx.doi.org/10.1016/j.jscs.2012.09.010

39. ChabukswarA. R, Kuchekar B. S, Jagdale S. C, Lokhande P. D. Síntese e avaliação da atividade analgésica

e anti-asmática das (E)-1-(8-hidroxiquinolina-7-il)-3-fenilprop-2-en-1onas. Arabian Journal of Chemistry. 2014; http://dx.doi.org/10.1016/j.arabjc.2014.10.046

40. Mansoor S. S, Aswin K, Logaiya K, Sudhan S.P.N. Líquido iónico [Bmim]BF4: Um meio de reação eficiente para a síntese multi-componente de derivados de 2-amino-4,6-difenilpiridina-3-carbonitrilo. Jornal da Sociedade Saudita de Química. 2016; 20: 517-522.

41. Hui Wu, Wei Lin, Yu Wan. Sínteses One-Pot Catalisadas por Gel de Sílica em Água e Estudos das Propriedades de Fluorescência de **5-amino-2-aril-3H-cromeno**[4,3,2-**de**][1,6]naftiridina-4-carbonitrilos e **5-amino-2-aril-3H-quinolino**[4,3,**2-de**][1,6] naftiridina-4-carbonitrilos. J. Comb. Chem. 2010; 12: 31-34.

42. Evdokimov N. M, Magedov I.V, Kireev A.S. Síntese de piridinas e 1,4-dihidropiridinas numa só etapa e com três componentes, com múltiplas utilidades medicinais. Organic Letters. 2006; 8(5): 899-902.

43. Xinwei He, Shang Y, Zhiyu Yu. Adição nucleofílica de quatro componentes catalisada por FeCl3 / Ciclização intermolecular produzindo derivados de piridina polissubstituídos. O Jornal de Química Orgânica. 2014; 79: 8882-8888.

44. Zheng-Guo Han, Chun-Bao Miao, Feng Shi. Diversity Synthesis of N-Substituted 2-Amino-1,6-naphthyridineDerivatives under Microwave Irradiation. J. Comb. Chem. 2010; 12: 16-19.

45. Ranu B.C, Jana R, Sowmiah S. Um Procedimento Melhorado para a Síntese de Três Componentes de Piridinas Altamente Substituídas Utilizando Líquido Iónico. J. Comb. Chem. 2007; 72: 3152-3154.

46. Jing Sun, Yan Sun. Síntese de 2-Aminohidropiridinas e 2-Piridinonas Funcionalizadas através de reacções Domino de arilaminas, metilpropiolato, aldeídos aromáticos e acetonitrilos substituídos.ACS Comb. Sci. 2011; 13: 436^41.

47. Al-Abdullah E. S. Síntese e atividade anticancerígena de alguns derivados de noveltetralina-6-il-pirazolina, 2-tióxopirimidina, 2-oxopiridina, 2-tióxo-piridina e 2-iminopiridina. Molecules.2011;16: 3410-3419.

48. Chen T, Yu D. Conceção, síntese e avaliação biológica de derivados tetracíclicos de azafluorenona com propriedades inibidoras da topoisomerase I como potenciais agentes anticancerígenos. Arabian Journal of Chemistry. 2016; http://dx.doi.org/10.1016/j.arabjc.2016.06.014

49. Dolly A, Brayan J. Cell And Tissue Culture For Medical Research (Cultura de Células e Tecidos para Investigação Médica). Griffiths. Jhon Willey and **Son's.**

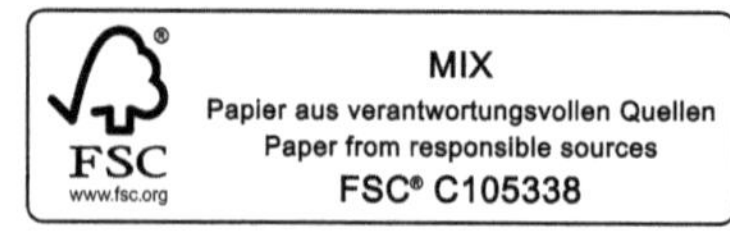

Printed by Books on Demand GmbH, Norderstedt / Germany